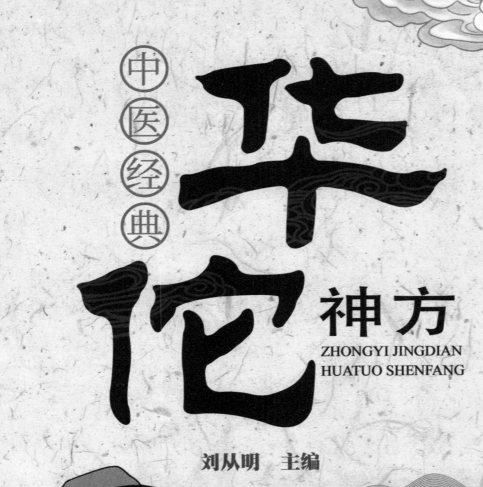

中医经典

华佗神方

ZHONGYI JINGDIAN
HUATUO SHENFANG

刘从明 主编

华龄出版社
HUALING PRESS

责任编辑：郑建军

责任印制：李未圻

图书在版编目（CIP）数据

　　中医经典华佗神方 / 刘从明主编 . -- 北京 ：华龄
出版社 ，2020.12

　　ISBN 978-7-5169-1882-1

　　Ⅰ．①中… Ⅱ．①刘… Ⅲ．①方书－中国－东汉时代
Ⅳ．① R289.334

　　中国版本图书馆 CIP 数据核字（2021）第 003596 号

书　　　名：中医经典华佗神方
作　　　者：刘从明

出版发行：**华龄出版社**

地　　址：北京市东城区安定门外大街甲 57 号　　邮　　编：100011

电　　话：010-58122246　　传　　真：010-84049572

网　　址：http://www.hualingpress.com

印　　刷：水印书香（唐山）印刷有限公司

版　　次：2021 年 6 月第 1 版　　2021 年 6 月第 1 次印刷

开　　本：710mm×1000mm　　1/16　　印　　张：14

字　　数：200 千字

定　　价：69.00 元

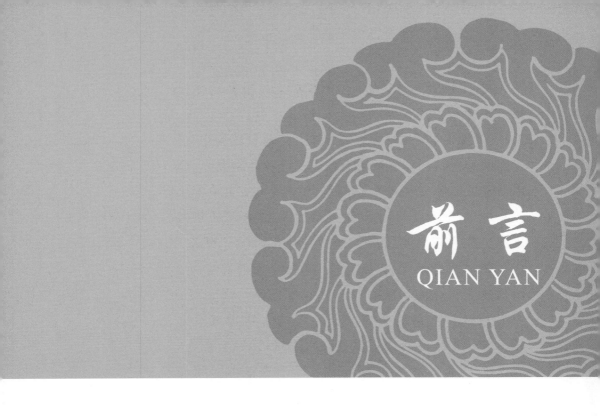

前言
QIAN YAN

　　华佗（约公元2世纪～3世纪初），字元化，沛国谯（即今安徽省亳州市）人，东汉末年著名的医学家。他在年轻时，曾到徐州一带访师求学，"兼通数经，晓养性之术"。沛相陈圭推荐他为孝廉、太尉黄琬请他去做官，都被他一一谢绝，遂专志于医药学和养生保健术。经过数十年的医疗实践，熟练地掌握了养生、方药、针灸和手术等治疗手段，精通内、外、妇、儿各科，临证施治，诊断精确，方法简捷，疗效神速，被誉为"神医"。其对外科尤为精擅，因此又被后人称为"外科圣手""外科鼻祖"。后因不服曹操征召被杀，所著医书已佚。今亳州市有"华佗庵"等遗迹。

　　《华佗神方》亦名《华佗神医秘传》，原题"古代真本"，"汉·谯县华佗元化撰、唐·华原孙思邈编集"。全书共二十二卷，涉及病理、诊断、临症、炼药、养性服饵以及内科、外科、妇科、产科、儿科、耳科、鼻科、眼科、齿科、喉科、皮肤科、伤科、结毒科、急救科、治奇症、兽医科等各种常见病症的证治与方药，并有经验秘方，累计1103方。其用药简便廉验，功于实用，实为一部简便实用的中医临症方书。

本书以《华佗神方》为蓝本，汇编整理其中药方而成。同时以图解形式，形象直观地介绍方药的功效和配方，对较难的中医术语做了注释，方便读者学习。但是有以下几点提醒读者：

一、由于受历史条件及后世编撰意图的影响，书中部分方药有夸大疗效的情况，如"神奇无比""神效""一二剂尽愈"等，此皆缺乏科学态度；部分方剂则有秽污，甚至有一些迷信观点，这些均是由于历史客观条件的影响所致。为了保持原书原貌，本书均未删减，希望读者从中吸取精华，去其糟粕，多研究，多验证，在实践中进行检验。

二、本书中涉及的药方来源于古医书，未经现代科学验定，病人在使用时还需由专科医生加以指导，切忌妄自施药，而专业医生可以此作为处方时的参考，灵活运用。

三、在使用时，要注意方药的药物名，书中的药物名都是古代流传下来的，有一些名称可能在现代已经发生了变化，或者跟现代有同名的药物，这就需要小心鉴别，鉴别清楚以后再用药。

由于编者水平有限，书中不免有错漏之处，恳请读者批评斧正。

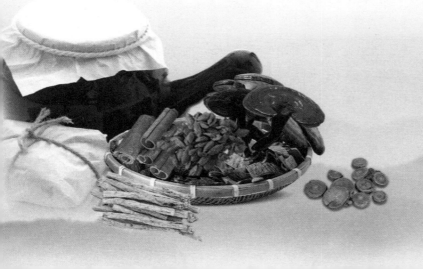

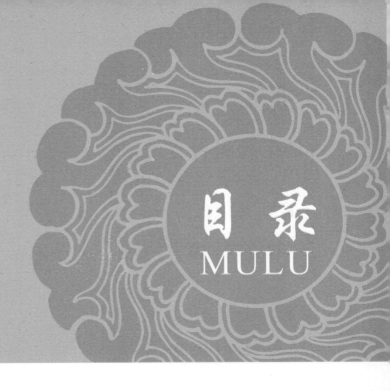

目录
MULU

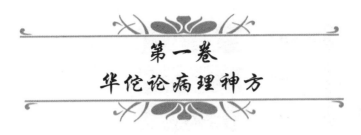

第一卷
华佗论病理神方

◇ 论人法与天地

人者，上禀天，下委地，阳以辅之，阴以佐之。天地顺则人气泰，天地逆则人气否。天地有四时五行，寒暄动静。其变也，喜为雨，怒为风，结为霜，张为虹；人体有四肢五脏，呼吸寤寐，精气流散，行为营，张为气，发为声，阳施于形，阴慎于精，天地之同也。失其守则蒸热发，否而寒生，结作瘿瘤①，陷作痈疽②，盛而为喘，减而为枯，彰于面部，见于肢体，天地通塞，一如此矣。故五纬盈亏，星辰差忒，日月交蚀，彗孛飞走，天地之灾怪也；寒暄不时，天地之蒸否也；土起石立，天地之痈疽也；暴风疾雨，天地之喘乏也；江河竭耗，天地之枯焦也。明于其故者，则决之以药，济之以针，化之以道，佐之以事，故形体有可救之病，天地有可去之灾。人之危厄生死，禀于天地。阴之病，来亦缓而去亦缓；阳之病，来亦速而去亦速。阳生于热，热则舒缓；阴生于寒，寒则蜷急。寒邪中于下，热邪中于上，饮食之邪中于中。人之动止，本乎天地，知人者有

验于天，知天者亦有验于人，人法于天，观天地逆从，则知人衰盛。人有百病，病有百候，候有百变，皆天地阴阳逆从而生，苟能穷乎此，则思过半矣。

> **注释：**

①瘿瘤：又称甲状腺肿瘤。甲状腺肿瘤是常见的头颈外科疾病。女性的发病率比男性高2～4倍。甲状腺肿物良性者多见，恶性者少见。甲状腺肿瘤以结节性甲状腺肿、甲状腺腺瘤、甲状腺癌常见。

②痈疽：发生于体表、四肢、内脏的急性化脓性疾患，是一种毒疮。

◇ 论阴阳大要

天者，阳之宗，地者，阴之属。阳者生之本，阴者死之基，立于天地之间，而受阴阳之辅佐者人也。得其阳者生，得其阴者死。阳中之阳为高真，阴中之阴为幽鬼。故钟于阳者长，钟于阴者短。多热者阳之主，多寒者阴之根。阳务其上，阴务其下；阳行也速，阴行也缓；阳之体轻，阴之体重。阴阳平则天地和而人气宁，阴阳逆则天地否而人气厥。故天地得

心 → 心之体在血 / 心之窍在舌 / 心之液在汗 / 心之华在面 / 心之志在喜

应，方乃和平。阴不足则济之以水母，阳不足则助之以火精，阴阳济等，各自攀陵。上通三寸，曰阳之神路，下通三寸，曰阴之鬼程。阴常宜损，阳常宜盈，居之中者，阴阳匀停。是以阳中之阳，天仙赐号；阴中之阴，下鬼持名；顺阴者多消灭，顺阳者多长生，逢斯妙趣，无所不灵。

» **注释：**

① 《金匮》：古书名。成书于《黄帝内经·素问》之前。见于《黄帝内经·素问》卷第十三病能论篇第四十六："《金匮》者，决死生也。《揆度》者，切度之也。"

◇ **论生成**

阴阳者，天地之枢机；五行①者，阴阳之终始；非阴阳不能为天地，非五行不能为阴阳。故人者成于天地，败于阴阳，由五行从逆而生焉。天地有阴阳五行，人有血脉五脏；五行者，金循环不穷；肺生肾，肾生肝，肝生心，心生脾，脾生肺，上下荣养，无有休息。故《金匮·至真要论》云："心生血，血为肉之母；脾生肉，肉为血之舍；肺属气，气为骨之基；肾应骨，骨为筋之本；肝系筋，筋为血之原。五脏五行，相成相生，昼夜流转，无有始终；从之

中医经典华佗神方

其阳则炎炽，得其阴则寒凛。阳始于子前，末于午后；阴始于午后，末于子前，阴阳盛衰，各在其时，更始更末，无有休息，人能从之，是曰大智。《金匮》①曰："秋首养阳，春首养阴；阳勿外闭，阴勿外侵；火出于木，水生于金，水火通济，上下相寻。人能循此，永不湮沉，此之谓也。"凡愚不知是理，举止失宜，自致其瞿。外以风寒暑湿，内以饥饱劳役为败，欺残正体，消亡正神，缚绊其身，生死告陈。殊不知脉有五死，气有五生，阴家脉重，阳家脉轻。阳病阴脉则不永，阴病阳脉则不成。阳候多语，阴证无声。多语者易济，无声者难荣。阳病则旦静，阴病则夜宁。阴阳运动，得时而行。阳虚则暮乱，阴虚则朝争，朝暮交错。其气厥横，死生致理，阴阳中明。阴气下而不上曰断络，阳气上而不下曰断经。阴中之邪曰浊，阳中之邪曰清。火来坎户，水到离扃，阴阳相

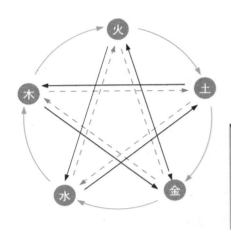

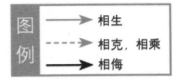

图例	→ 相生
	⇢ 相克，相乘
	⟶ 相侮

相生	木生火，火生土，土生金，金生水，水生木。
相克	木克土，土克水，水克火，火克金，金克木。
相乘	（五行中的一行对另一行克制太过） 木乘土，土乘水，水乘火，火乘金，金乘木。
相侮	（五行中的一行对克己者反克） 木侮金，金侮火，火侮水，水侮土，土侮木。

则吉，逆之则凶。天地阴阳，五行之道，中合于人，人得之可以出阴阳之数，夺天地之机，悦五行之要，无终无始，神仙不死矣。"

» 注释：

①五行：系指古人把宇宙万物划分为五种性质的事物，也即分成木、火、土、金、水五大类，并叫它们为"五行"。早见《尚书·洪范》记载："五行：一曰水，二曰火，三曰木，四曰金，五曰土。水曰润下，火曰炎上，木曰曲直（弯曲，舒张），金曰从革（成分致密，善分割），土爱稼穑（意指播种收获）。润下作咸，炎上作苦，曲直作酸，从革作辛，稼穑作甘。"这里不但将宇宙万物进行了分类，而且对每类的性质与特征都做了界定。后人根据对五行的认识，又创造了五行相生相克理论，这个理论主要体现在"五行生克"定律上面。

◇ **论阳厥**

骤风暴热，云物飞扬，晨晦暮晴，夜炎昼冷，应寒不寒，当雨不雨，水竭土坏，时岁大旱，草木枯悴，江河乏涸，此天地之阳厥也；暴壅塞，忽喘促，四肢不收，二腑不利，耳聋目盲，咽干口焦，唇舌生疮，鼻流清涕，颊赤心烦，头昏脑重，双睛似火，一身如烧，素不能者乍能，素不欲者乍欲，登高歌笑，弃衣奔走，狂言妄语，不辨亲疏，发躁无度，饮水不休，胸膈膨胀，腹与胁满闷，背疽肉烂，烦愦溃中，食不入胃，水不穿肠，骤肿暴满，叫呼昏冒，不省人事，疼痛不知去处，此人之阳厥也。阳厥之脉，举按有力者生，绝者死。

◇ **论阴厥**

飞霜走雹，朝昏暮霭，云雨飘霪，风露寒冷，当热不热，未寒而寒，时气霖霪，泉生田野，山摧地裂，土坏河溢，日晦月昏，此天地之阴厥也；暴哑猝寒，一身拘急，四肢蜷挛，唇青面黑，目直口噤，心腹满痛，口颔摇鼓，腰脚沉重，语言謇涩，上吐下泻，左右不仁，大小便活，舌吐酸渌，悲忧惨戚，喜怒无常者，此人之阴厥[1]也。阴厥之脉，举指弱，按指大者生，举按俱绝者死；一身悉冷，额汗自出者亦死。阴厥之病，过三日不治。

◇ **论阴阳痞格**

阳气上而不下曰痞[1]，阴气下而不上亦曰痞；阳气下而不上曰格，阴气上而不下亦曰格。痞格者，谓阴阳不相从也。阳奔于上，则燔脾肺，生

其疽也，其色黄赤，皆起于阳极也；阴走于下，则冰肾肝，生其厥也，其色青黑，皆发于阴极也，皆由阴阳痞格不通而生焉。阳燔则治以水，阴厥则助以火，乃阴阳相济之道也。

◇ **论寒热**

寒热[1]往来，是为阴阳相胜；阳不足则先寒后热，阴不足则先热后寒；又上盛则发热，下盛则发寒；皮寒而燥者阳不足，皮热而燥者阴不足；皮寒而寒者为阴盛，皮热而热者为阳盛。热则阴中之阴邪；寒而颊赤多言者，为阳中之阴邪；热而面青多言者，为阴中之阳邪；寒而面青多言者，为阴中之阴邪；若不言者，其病为不可治；阴中之阴者，一生九死；

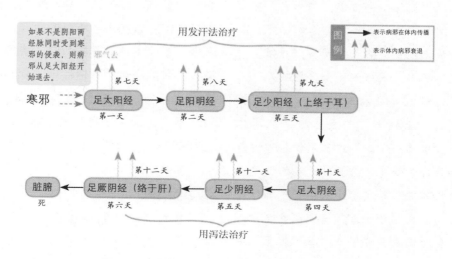

图例　━━▶ 表示病邪在体内传播
　　　↑↑↑ 表示体内病邪衰退

如果不是阴阳两经脉同时受到寒邪的侵袭，则病邪从足太阳经开始退去。

用发汗法治疗

寒邪 ┄▶ 足太阳经 ➡ 足阳明经 ➡ 足少阳经（上络于耳）
　　　　第一天　　　　第二天　　　　第三天
　　　　第七天　　　　第八天　　　　第九天

脏腑 ◀ 足厥阴经（络于肝） ◀ 足少阴经 ◀ 足太阴经
死　　　第六天　　　　　　　第五天　　　第四天
　　　　第十二天　　　　　　第十一天　　第十天

用泻法治疗

阳中之阳者，九生一死；阴病难治，阳病易医。诊其脉候，数在上，则阳中之阳也；数在下，则阴中之阳也。迟在上，则阳中之阴也；迟在下，则阴中之阴也。数在中，则中热；迟在中，则中寒；寒用热取，热以寒攻；逆顺之法，从乎天地，本乎阴阳也。

» 注释：

①寒热：中医指怕冷发热的症状。泛称发烧。八纲中鉴别疾病属性的两个纲领。"阳胜则热""阴胜则寒"，中医指怕冷发热的症状。

◇ 论虚实①大要

病有脏虚脏实，腑虚腑实。上虚下实，下虚上实，状各不同，宜探消息。肠鸣气走，足冷手寒，食不入胃，吐逆无时，皮毛憔悴，肌肉皱皴。耳目昏塞，语声破散，行步喘促，精神不收，此五脏之虚也。诊其脉举指而活，按之而微，看在何部，以断其脏；又按之沉小弱微短涩软濡②，俱为脏虚，虚则补益，治之常情耳。饮食过多，大小便难，胸膈满闷，肢节疼痛，身体沉重，头目昏眩，唇舌肿胀，咽喉闭塞，肠中气急，皮肉不仁，暴生喘乏，偶作寒热，疮疽并举，悲喜自来，或自痿弱，或自高强，气不舒畅，血不流通，此脏之实也。诊其脉，举按俱盛者实也；又长浮数疾，洪紧弦③大，俱曰实也。观其在何经而断其脏，头

痛目赤，皮热骨寒，手足舒缓，血气壅塞，丹瘤更生，咽喉肿痛，轻按则痛，重按则快，饮食如故，是为腑实，诊其脉浮而实大者是也。皮肤瘙痒，肌肉膜胀，食饮不化，大便滑而不止，诊其脉轻按则滑，重按则平，是为腑虚，观其在何经而正其腑。胸膈痞满，头目猝痛，饮食不下，脑项昏重，咽喉不利，涕唾稠黏，诊其脉左右寸口沉结实大者，上实也。颊赤心怯，举动颤栗，语声嘶嗄，唇焦口干，喘乏无力。面少颜色，颐颔肿满，诊其左右寸脉，弱而微者上虚也。大小便难，饮食如故，腰脚沉重，如坐水中，行步艰难，气上奔冲，梦寐危险，诊其左右尺中脉，滑而涩者，下虚也。凡病患脉微涩短小，俱属下虚。

» 注释：

①虚实：中医八纲辨证中辨别邪正盛衰的两个纲领。邪气盛为实证，正气衰为虚证。《素问·通评虚实论》："邪气盛则实，精气夺则虚。"

②濡：即濡脉，是中医诊断中脉象的一种脉象浮而细软，轻按可得，重按反不明显。《脉经》："濡者，如帛衣在水中，轻手相得。"多见于亡血伤阴或湿邪留滞之证。

③弦：即脉弦，是中医诊断中脉

象的一种，按之有如琴弦，端直而长，指下挺然。若脉弦细而濡，为湿温初起，邪阻气分之候。若脉弦而数，多为热郁少阳，胆火炽盛之象。若弦而滑，则多为温病夹痰之象。脉弦劲而数，则主热邪亢盛，肝风内动之象。

◇ 论上下不宁

凡病脾者，上下不宁，盖脾上有心之母，下有肺之子。心者血也，属阴。肺者气也，属阳。脾病则上母不宁，母不宁则阴不足，阴不足则发热。又脾病则下子不宁，子不宁则阳不足，阳不足则发寒。故脾病则血气俱不宁，血气不宁则寒热往来，无有休息，故病如疟也。盖脾者土也，心者火也，肺者金也；火生土，土生金，故曰上有心母，下有肺子，脾居其中，病则如斯耳。他脏上下，皆法于此。

◇ 论脉要

脉为气血之先，气血盛则脉盛，气血衰则脉衰，气血热则脉数，气血寒则脉迟，气血微则脉弱，气血平则脉缓。又长人脉长，短人脉短，性急则脉急，性缓则脉缓，反此者逆，顺此者从。又诸数为热，诸迟为寒，诸紧为痛，诸浮为风，诸滑为虚，诸伏

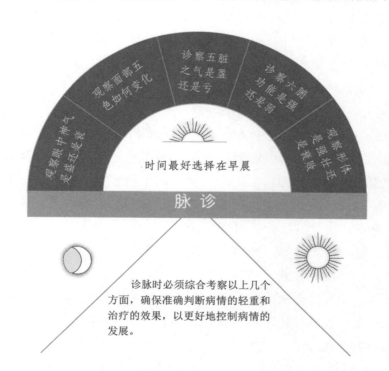

观察眼中神气是盛还是衰

观察面部五色如何变化

诊察五脏之气是盈还是亏

诊察六腑功能是强还是弱

观察形体是强壮还是衰败

时间最好选择在早晨

脉 诊

诊脉时必须综合考察以上几个方面，确保准确判断病情的轻重和治疗的效果，以更好地控制病情的发展。

为聚，诸长为实，诸短为虚。又短涩沉迟伏皆属阴；数滑长浮紧皆属阳。阴得阴者从，阳得阳者顺，违之者逆。阴阳消息，以经而处之，假令数在左寸，得之浮者，热入小肠，得之沉者，热入心。余仿此。

◇ 论五色脉

面青无右关脉，脾绝木克土；面赤无右寸脉，肺绝火克金；面白无左关脉，肝绝金克木；面黄无左尺脉，肾绝土克水；面黑无左寸脉，心绝水克火，五绝者死。凡五绝当时即死，非其时则半岁死耳。五色虽见，而五脉不见，即非死者矣。

◇ 论脉病外内证诀

病疯人脉紧数浮沉，有汗出不止，呼吸有声者死，不然则生；病气人一身悉肿，四肢不收，喘无时，厥逆不温，脉候沉小者死，浮大者生。病劳人脱肛，骨肉相失，声散呕血，阳事不禁，梦寐交侵，呼吸不相从，昼凉夜热者死，吐脓血者亦死；其脉不数，有根蒂者，及颊不赤者生。病肠澼①者，下脓血，病患脉急皮热，食不入腹，目瞪者死；或一身厥冷，脉沉细而不生者，亦死；食如故，脉沉浮有力而不绝者生。病热人四肢厥，脉弱不欲见人，食不入，利下不止者死。食人四肢温，脉大语狂无睡者生。病寒人狂言不寐，身冷脉数，喘息目直者死；脉有力而不喘者生。

阳病患精神颠倒，寐而不惺，言语失次，脉候浮沉有力者生；及食不入胃，不定者死。久病患脉大身瘦，食不充肠，言如不病，坐卧困顿者死；若饮食进退，脉小而有力，言语轻嘶，额无黑气，大便结涩者生。凡阳病阴证，阴病阳证，身热大，肥人脉衰，上下交变，阴阳颠倒，冷暖相乘，皆属不吉。从者生，逆者死。治药之法，宜为详悉耳。

» 注释：

①肠澼：即痢疾，是指以腹痛、里急后重，下痢赤白脓血为特征的病症。

◇ 论生死大要

不病而五行绝者死，不病而性变者死，不病而暴语妄者死，不病而暴不语者死，不病而喘息者死，不病而强中①者死，不病而暴目盲者死，不病而暴肿满者死，不病而大便结者死，不病而暴无脉者死，不病而暴昏冒如醉者死，此内外先尽故也。逆者即死，顺者二年，无有生者也。

» 注释：

①强中：病症名，意思是阳强不痿，不自觉地有精液溢出。

◇ 论病有灾怪

病者应寒而反热，应热而反寒，应吐而不吐，应泻而不泻，应汗而不汗，应语而不语，应寐而不寐，应水而不水，皆属灾怪。此乃五脏之气，不相随从而致。以四逆①者不治，四

7

逆者谓主客运，俱不得时也。

» 注释：

①四逆：《素问·阴阳别论》和《素问·至真大要论》都有关于四逆的记载。是少阴病，主要是心肝脾肾四脏之阴，并逆而引起。

◇ 论水法

病起于六腑①者，阳之系也。其发也或上或下，或内或外，或反在其中，行之极也。有能歌笑者，有能悲泣者，有能奔走者，有能呻吟者，有自委曲者，有自高贤者，有寐而不寤者，有喜其水者，以水济之；喜其冰者，以冰助之。病者之嗜好勿强予违背，亦不可强抑之，如此从随，则十生其十，百生其百，疾无不愈耳。

» 注释：

①六腑：是胆、胃、小肠、大肠、膀胱、三焦的总称。它们的共同生理功能是"传化物"，其生理特点是"泻而不藏"，"实而不能满"。饮食物入口，通过食道入胃，经胃的腐熟，下传于小肠，经小肠的分清泌浊，其清者（精微、津液）由脾吸收，转输于肺，而布散全身，以供脏腑经络生命活动之需要；其浊者（糟粕）下达于大肠，经大肠的传导，形成大便排出体外；而废液则经肾之气化而形成尿液，渗入膀胱，排出体外。

◇ 论火法

病起于五脏者，阴之属也。其发也或偏枯，或痿厥①，或外寒而内热，或外热而内寒，或心腹胀满，或手足挛蜷，或口眼不正，或皮肤不仁，或行步艰难，或身体强硬，或吐泻不息，或阳必不足；阳之盛也，阴必不盈。前论云："阳不足则助之以火精，阴不足则济之以水母"，此之谓也。故喜其汗者汗之，喜其温者温之，喜其热者热之，喜其火者火之，喜其汤者汤之。汗、温、热、火、汤，胥视其宜而施之。治救之道，即在是也。

» 注释：

①痿厥：病症名。痿病兼见气血厥逆，以足痿弱不收为主证。《灵枢·邪气脏府病形》："脾脉……缓甚为痿厥。"《类经·刺四支病》："痿厥者必体废，张其四支而取之，故血气可令立快也。"

◇ 论风中有五生五死

风中有五者，谓心肝脾肺肾，五脏之中，其言生死，各不同也。心风①之状，汗自出而偃仰卧，不可转侧，语言狂妄者生，宜于心俞②灸之；若唇面青白黄黑赤，其色不足，眼眶动不休，心绝者不可救，过五日即死。肝风之状，青色围目额，坐不得伛偻者可治；若喘目直，唇面俱青者死，宜于肝俞③灸之。脾风之证，一身通黄，腹大而满，不嗜食，四肢不收者，或可治，宜于脾俞④灸之。

肾风者腰脚痛重，视胁下未生黄点者可治，不然则死，肾风宜于肾俞⑤灸之。肺风者，胸中气满，冒昧汗出，鼻不闻香臭，喘而不得卧者可治；若失血及妄言者不可治，七八日死，肺风宜于肺俞⑥灸之。凡诊其风脉，滑而散者风也；缓而大，浮而紧，软而弱，皆属风也。又风之病，鼻下赤黑相兼，吐沫身直者七日死。又中风人口噤筋急，脉迟者生；脉急而数者死。又心脾俱中风，则舌强而不能言；肝肾中风，则手足不遂。其外有瘾疹者，有偏枯者，有失音者，有历节者，有癫厥者，有疼痛者，有聋瞽者，有疮癞者，有胀满者，有喘乏者，有赤白者，有青黑者，有瘙痒者，有狂妄者，皆起于风也。其脉虚浮者，自虚而得；实大者，自实而得之；强紧者，汗出而得之；喘乏者，饮酒而得之；癫厥者，自劳而得之；手足不遂者，语言謇失者，房中而得之；瘾疹者，自痹湿而得之；历节疼痛者，因醉犯房而得之；聋盲疮癞者，自五味饮食冒犯禁忌而得之；千端万状，要不离于五脏六腑所生耳。

》 注释：

①心风：心脏受风邪侵袭所致的病患。

②心俞：经穴名，属足太阳膀胱经，在背部，当第5胸椎棘突下，旁开1.5寸。

③肝俞：经穴名，属足太阳膀胱经，在背部，当第9胸椎棘突下，旁开1.5寸。

④脾俞：经穴名，属足太阳膀胱经，在背部，当第11胸椎棘突下，旁开1.5寸。

⑤肾俞：经穴名，属足太阳膀胱经，在腰部，当第2腰椎棘突下，旁开1.5寸。

⑥肺俞：经穴名，属足太阳膀胱经，在背部，当第3胸椎棘突下，旁开1.5寸。

◇ 论积聚癥瘕杂虫

积聚①、癥瘕②、杂虫，皆由五脏六腑真气失，邪气并而来，其状各异，有害人与不害人之区。其为病，有缓速痛痒之异。盖因内外相感，真邪相犯，气血熏搏，交合而成。积者系于脏，聚者系于腑，癥者系于气，瘕者系于血，蛊③者血气食物相感而化之。积有五，聚有六，癥有十二，瘕有八，蛊有九，其名不等。积有心、肝、脾、肺、肾之异；聚有大肠、小肠、胆、胃、膀胱、三焦之分；癥有劳、气、冷、热、虚、实、风、湿、食、药、思、忧之别；瘕有青、黄、燥、血、脂、狐、蛇、鳖之区；虫有伏、蛔、白、肉、肺、胃、赤、弱、蛲之名。为病之说，出于诸论。治疗之法，皆俱于后。

» 注释：

①积聚：病症名。是腹内结块，或痛或胀的病症。积属有形，结块固定不移，痛有定处，病在血分，是为脏病；聚属无形，包块聚散无常，痛无定处，病在气分，是为腑病。

②癥瘕：为腹中结块的病。坚硬不移动，痛有定处为"癥"；聚散无常，痛无定处为"瘕"。

③蛊：泛指由虫毒结聚，络脉瘀滞而致胀满、积块的疾患。

◇ **论劳伤**①

劳者，劳于神气。伤者，伤于形容。饥饱过度则伤脾，思虑过度则伤心，色欲过度则伤肾，起居过度则伤肝，喜怒悲愁过度则伤肺。又风寒暑湿则伤于外，饥饱劳役则败于内。昼感之则病营，夜感之则病卫。营卫②经行，内外交运，而各从其昼夜。始劳于一，一起于二，二传于三，三通于四，四干其五，五复犯一。一至于五，邪乃深，真气③自失，使人肌肉消，神气弱，饮食减，行步难，及其如此，则虽有命，亦不能生。故《调神气论》曰："调神气，戒甚微，甚涩，甚滑，甚短，甚长，甚浮，甚沉，甚紧，甚弦，甚洪，甚实，皆起于劳而生也。"

» 注释：

①劳伤：中医指因过度劳累而引起的内伤。包括劳力过度、劳神过度

和房劳过度三个方面。

②营卫：指营气与卫气。李经纬、邓铁涛《中医大辞典》："营气和卫气的合称。两气同出一源，皆水谷精气所化生。营行脉中，具有营养周身作用；卫行脉外，具有捍卫躯体的功能。"

③真气：指流动着而看不见且有生命作用的精微物质，是推动脏腑生理活动的动力。

◇ **论传尸**

凡人血气衰弱，脏腑虚羸，中于鬼气，因感其邪，遂成传尸之疾。其候咳嗽不止，或胸膈胀闷，或肢体疼痛，或肌肤消瘦，或饮食不入，或吐痢不定，或吐脓血，或嗜水浆，或好歌咏，或爱悲愁，或颠风发歇，或便溺艰难。或因酒食而得，或因风雨而来，或因问病吊丧而感受，或缘朝走暮游而偶染，或因气聚，或因血行；或露卧于田野，或偶会于园林，钟此病死之气，染而为疾，故曰传尸①。

» 注释：

①传尸：中医称肺结核症，即传尸➡劳瘵➡瘵疾➡肺痨（肺结核）。

◇ **论肝脏虚实寒热生死逆顺脉证之法**

肝与胆为表里①，足厥阴少阳是其经也。王于春，春乃万物之始生，其气嫩软虚而宽，故其脉弦软，不可发汗，弱则不可下，弦长曰平，反此

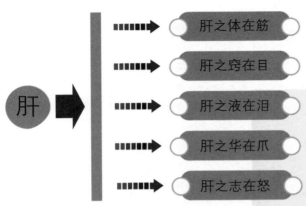

肝 →
- 肝之体在筋
- 肝之窍在目
- 肝之液在泪
- 肝之华在爪
- 肝之志在怒

曰病。脉虚而弦则为太过，病在外，太过则令人善忘，忽忽眩冒[2]；实而微则为不及，病在内，不及则令人胸胁胀满。大凡肝实引两胁下痛，其气逆，则头痛耳聋颊赤，其脉沉而急。浮而急亦然，主胁支满，小便难，头痛眼眩，其脉急甚，恶言，微急气在胁下，缓甚呕逆，微缓主脾，太急内痛吐血，太甚筋痹，小甚多饮，微小消瘅，滑甚则癫疝[3]，微滑遗溺，涩甚流饮，微漓疢挛。又肝之积气在胁久不去，则发咳逆，或为疟疾，虚则梦花草茸茸，实则梦山林茂盛。又肝病如头痛目眩，肢满囊缩，小便不通，十日死。又身热恶寒，四肢不举，其脉当弦长而急，乃反短涩，是为金克木，十日死，不治。又肝中寒，则两臂不举，舌本燥，多太息，胸中痛不能转侧，其脉左关上迟而涩者是也。肝中热则喘满多怒，目疼腹胀，不嗜食，所作不定，睡中惊怖，眼赤视不明，其脉左关阴实者是也。肝虚冷则

胁下坚痛，目盲臂痛，发寒如疟状，不欲食，妇人月水[4]不来，气急，其脉左关上沉而弱者是也。

》 注释：

①表里：是辨别病位外内浅深的一对纲领。表与里是相对的概念，如躯壳与脏腑相对而言，躯壳为表，脏腑为里；脏与腑相对而言，腑属表，脏属里；经络与脏腑相对而言，经络属表，脏腑属里；经络中三阳经与三阴经相对而言，三阳经属表，三阴经属里；皮肤与筋骨相对而言，皮肤属表，筋骨属里等。因此，对于病位的外内浅深，都不可作绝对的理解。

②眩冒：目眩头晕，甚至昏厥之证。眩，眼前发黑；冒，头觉昏蒙，甚至昏厥。

③癫疝：为七疝之一，以阴囊偏堕、拘急疼痛为特征。《素问·骨空论》云："任脉为病，男子内结七疝。"《灵枢·经脉篇》云："肝足厥阴之脉……过阴器……大夫癫疝……是肝所生病者。"故疝气与肝之关系至为密切，多系中下虚寒，肝气郁陷所致。

④月水：月经。

◇ **论心脏虚实寒热生死逆顺脉证之法**

心居五脏之首，有帝王之称，与

心 →
- 心之体在血
- 心之窍在舌
- 心之液在汗
- 心之华在面
- 心之志在喜

痛，喜悲时常眩仆。心积气久不去则忧烦，心中疼，喜笑不息，梦火发。心气盛则梦喜笑恐畏。邪气客于心，则梦烟火。心胀则短气，夜卧不宁，时有懊憹④，肿气来往，腹中热，喜水涎出。凡心病必日中慧，夜半甚，平旦静。

小肠为表里，神之所舍。又生血，属于火，王于夏，手少阴是其经。凡夏脉来盛去衰，是名曰钩①，反此者病。若来盛去亦盛，为太过，病在外。来衰去盛为不足，病在内。太过则令人热而骨痛，口疮舌焦，引水不及，则令人烦躁，上为咳唾，下为气泄，其脉来如连珠，如循琅玕曰平脉。来累累连属，其中微曲曰病。来前曲后倨如操带钩曰死。又思虑过多，怵惕伤心，心伤则神失。神失则恐惧，又心痛手足寒过五寸，则旦得夕死，夕得旦殁。又心有水气，则身肿不得卧，烦躁。心中风则翕翕②发热，不能行主，饥而不食，食则呕吐。夏心王，左寸脉洪浮大而散曰平③，反此则病。若沉而滑者，水克火，十死不治。弦而长者，木来归子，其病自愈。缓而大者，土入火，微邪相干无所害。心病则胸中痛，四肢满胀，肩背臂膊皆痛，虚则多悸，惕然无眠，胸腹及腰背引

又左寸脉大，则手热赤肿，太甚则胸中满而烦，面赤目黄。又凡心病则先心痛，而咳不止，关膈不通，身重不已，三日而死。心虚则畏人，瞑目欲眠，精神不倚，魂魄妄乱，心脉沉小而紧浮，气喘。若心下气坚不下，喜咽唾，手热烦满，多忘太息，此得之思虑太过。其脉急甚则瘈疭⑤，微急心中痛引腰背痛不下食。太缓则发狂笑，微缓则吐血，大甚则喉闭，微大痛引背多泪，小甚则哕，微小则消脾，滑甚则为渴，微滑则心疾，引脐腹渴，涩甚喑不能言。又心脉搏坚而长生，强舌不能语，软而散，当慑伏不食。又急则心疝，脐下有病形，烦闷少气，大热上煎。又心病狂言汗出，烦躁厥冷，其脉当浮而大，反沉濡而滑，其色当赤而反黑者，水克火，十死不可治也。又心积沉，空空然上下往来无常处，病胸满悸，腰腹中热颊赤，咽喉干燥，掌热甚则呕，春瘥⑥冬甚，宜急疗之。又忧喜思虑

太过，心气内去，其色反和而盛者，不出十日死。扁鹊曰："心绝一日死，色见凶多，人虽健敏，名为行尸。一岁之中，祸必至矣。"又其人语声前宽而后急，后语不接前声，其声浊恶，其口不正，冒喜笑，此风入心也。又心伤则心坏，为水所乘，身体手足不遂，背节解舒，缓不自由，下利无休，急宜治之，不治十日死。又笑不待呻而后忧，此水乘火也。阴系于阳，阴起阳伏，伏则生热，热则生狂，冒昧乱妄，言语错误，不可采问，心已损矣。扁鹊云："其人唇口赤色可治，青黑则死。"又心疟则烦而后渴，翕翕然发热，其脉浮紧而大者是也。心气实则小便不利，腹满身热而重，温温欲吐，吐而不出。喘息急，不安卧，其脉左寸口实大者是也。心虚则恐惧多惊，忧思不乐，胸腹中苦痛，言语颤栗，恶寒恍惚，面赤目黄，喜衄⑦，诊其寸口两虚而微者是也。

» **注释：**

①钩：即钩脉，脉学名词。指夏季正常的脉象。稍坚洪大，来盛去衰，如钩之状。《素问·阴阳别论》："鼓一阳曰钩。"《素问·玉机真脏论》："夏脉者，心也，南方火也，万物之所以盛长也，故其气来盛去衰，故曰钩。"

②翕翕：形容发烧时的样子。

③平：即平脉，脉学名词，又称常脉。指脉来有胃气、有神、有根的正常脉象。也指辨别脉象。

④懊憹（ào náo）：意思是懊恼，烦闷，这里指心胸烦热，闷乱不宁之状。

⑤瘛疭（chì zòng）：手脚痉挛、口斜眼歪的症状。也叫"抽风"。

⑥瘥（chài）：本意指病愈。

⑦衄（nù）：衄是形声字，血为形，丑为声。衄的本意是鼻出血。

◇ **论脾虚实寒热生死逆顺脉证之法**

脾者土也，为谏议之官，主意与智。消磨五谷，寄在其中，养于四旁，王于四季，正王长夏。与胃为表里，足太阴是其经也。扁鹊云："脾病则面色萎黄，实则舌强直不嗜食，呕逆四肢缓，虚则多病，喜吞酸，痢不已。其脉来似水曰太过，病在外；如鸟之距曰不及，病在内。太过则令人四肢沉重，言语謇涩①；不及则令人中满不食，乏力，手足缓弱不遂，涎引口中，四肢肿胀，溏泄不时，梦中饮食。脾脉来时缓柔，去似鸟距践地者曰平脉。来实而满稍数，似鸡举足曰病。又如鸟之队，如鸟之距，如屋之漏曰死。中风则翕翕发热，状若醉人，腹中烦满，皮肉𥆧②而短气者也。王时其脉阿阿然，缓曰平。若弦急者肝克脾，真鬼相逢，大凶之兆。"又微涩而短者，肺来乘脾，不治

脾

- 脾之体在肉
- 脾之窍在口
- 脾之液在涎
- 脾之华在唇
- 脾之志在思

疝，微滑则虫毒，肠鸣中热，涩甚则肠癫，微涩则内溃下脓血。脾脉至大而虚有积，脾气绝则十日死。又脐出者亦死，唇焦枯无纹理而青黑者死，脾先死也。脾病面黄目赤者可治，青黑色入节，半岁而死。

色如枳实者一月死。凶吉休咎，皆见其色出部分也。又口噤唇黑，四肢重如山，不能自持，大小便利无休歇，饮食不入，七日死。又口虽痿黄，语声啭啭者可治。脾病疟气久不去，腹中鸣痛，徐徐热汗出。其人本意宽缓反急怒者，语时以鼻笑，不能答人者，此过一月，祸必至矣。又脾中寒或热，则皆使人腹中痛不下食。又病时舌强语涩，转卵缩牵阴股中引痛，身重不思食，膨胀变则

自愈。反软而滑者，肾来从脾，亦为不妨。反浮而洪者，心来生脾，不及而脾病也。色黄体重，失便，目直视，唇反张，爪甲青，四逆吐食，百饮食不消，腹胀满，身体重，骨节痛，大便硬，小便不利，其脉微缓而长者可治。脾气虚则大便活，小便利，汗出不止，五液注下，为五色注下利也。又积在中，久不愈，则四肢不收，黄疸，食不为肌肤，气满喘而不足也。又脾实则时梦筑墙盖屋，盛则梦歌乐，虚则梦饮食不足，厥邪客于脾，则梦大泽丘陵，风雨坏室。脾胀则喜哕，四肢急，体重不食，善噫。脾病则曰昧慧，平日甚，日中持，下晡静。脉急甚则瘿疝，微急则隔中不利，食不入而还出，脉缓甚则痿厥，微缓则风痿，四肢不持，大甚则寒热作，微大则消瘅[3]，滑甚则癫

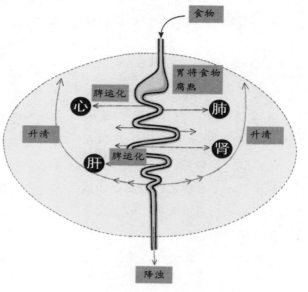

水泄不能卧者，死不治。脾正热则面黄目赤，胁痛满。寒则吐涎沫而不食，四肢痛，滑泄不已，手足厥，甚则颤栗如疟。临病之时，要在明证详脉，然后投汤药期瘳耳。

◇ 论肺脏虚实寒热生死逆顺脉证之法

肺者魄之舍，生气之源，乃五脏之华盖也。外养皮毛，内荣肠胃，与大肠为表里，手太阴阳明是其经也。气通则能知其香味，有病则喜咳，实则鼻流清涕。虚实寒热，皆使人喘咳。实则梦刀兵，喘息胸满。虚则寒生咳息利下，少气力，多悲感。肺王于秋，其脉浮而毛曰平，脉来毛而中央坚，两旁虚者曰太过，病在外。脉来毛微曰不及，病在内。太过则令人气逆，胸满背痛。不及则令人喘呼而咳上气，见血不闻声音。又肺脉厌厌聂聂①，如落榆叶者曰平。来如循鸡羽者曰病。如物之浮，如风之吹鸟背上毛者死。其肺脉来至大虚，又如以毛羽中人肤，其色赤，其毛折者死。又微曰平，毛多曰病，毛弦曰春病，弦甚即死。又肺病吐衄血，皮热脉数，颊赤者死。又久咳见血，身热气短，脉当涩而反浮大，色当白而反赤者，为火克金，十死不治。肺病喘咳，身寒无热，脉迟微者可治。肺王于秋，其脉当浮涩而短，是之谓平，反此为病。又反洪而大而长，是为火焚金，亦不可治。反得软而滑者，肾来乘肺，不治自愈；反浮大而缓者，是脾来生肺，不治而瘥。反弦而长者，是肺被肝从为微邪，虽病不妨。虚则不能息，身重咽干，喘咳上气，肩背痛，有积则胁痛，中风则口燥而喘，身运而重，汗出而胃闷，其脉按之，虚弱如葱叶，下无根者死。中热则唾血，其脉细、紧、浮、数、芤，皆主失血，此由躁扰嗔怒劳伤得之，

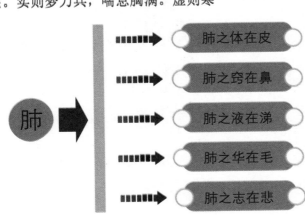

肺 → 肺之体在皮
肺之窍在鼻
肺之液在涕
肺之华在毛
肺之志在悲

气结壅所为也。又其人喘而目脱，其脉浮大者是也。又肺痿②则涎沫吐，而咽干欲饮者将愈，不饮则未瘥。又咳而遗小便者，上虚不能制下故也。其沉浊者病在内，浮清者病在外，肺孔死则鼻孔开而黑，喘而目直视也，又肺绝则十三日死。其病足满泻痢不觉出也，面白目青，是为经乱，虽有天命，亦不足治。肺病颊赤者死。又言音喘急，短气而睡，此为真鬼相害，十死十，百死百，大逆之兆也。又汤（此字疑讹）上而下降燔于肺，肺自结邪，胀满喘急，狂言目瞑，非常所说，而口鼻张大，小便头俱胀，饮水无度，此因热伤阳为肺化血，不可治，半岁死。又肺病使人心寒，寒甚则发热，寒热往来，休作不定，多惊咳喘，如有所见者是也。其脉浮而紧，又滑而数，及迟涩而小，皆为肺病之脉。又乍寒乍热，鼻寒颐③赤白，皆肺病之候也。

16

» 注释：

①聂聂（niè niè）：轻浮无力。

②肺痿：是指肺叶痿弱不用，临床以咳吐浊唾涎沫为症状，为肺脏的慢性虚损性疾患。

③颐：面颊，腮。

◇ 论肾脏虚实寒热生死逆顺脉证之法

肾者精神之舍，性命之根，外通于耳，男以闭精，女以包血，与膀胱为表里，足少阴太阳是其经也。凡肾气绝，则不尽其天命而死。肾王于

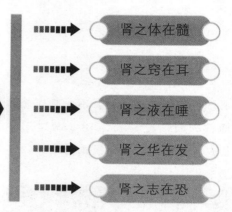

肾 → 肾之体在髓

肾之窍在耳

肾之液在唾

肾之华在发

肾之志在恐

冬，其脉沉濡曰平，反此者病。其脉弹石，名曰太过，病在外。其去如数者为不及，病在内。太过则令人体瘠而少气，不欲言。不及则令人心如悬，小肠腹满，小便滑，变黄色。又肾脉来喘喘累累如钩，按之坚曰平。又来如引葛，按之益坚曰病。来如转索，辟辟如弹石曰死。又肾脉但石，无胃气亦死。肾有水则腹大脐肿，腰重痛不得溺，阴下湿。如牛鼻头汗出，是为逆寒，大便难。肾病手足冷，面赤目黄，小便不禁，骨节烦痛，小腹结痛，气上冲心，脉当沉而滑，今反浮大缓；其色当黑，今反黄；其翕翕少气，两耳若聋，精自出，饮食少，便下清，脉迟可治。冬则脉沉而滑曰平，反大而缓，是土克

水，不可治。反浮涩而短，肺乘肾，易治。反弦而长者，肝乘肾，不治自愈。反浮大而洪，心乘肾，不为害。肾病腹大体重满，咳嗽汗出憎风，虚则胸中痛，阴邪入肾，则骨痛腰痛，上引脊背疼，遇房汗出，当风浴水，久立则肾病。又其脉急甚，则肾痿①瘕疾，微急则沉、厥、奔豚、足不收；缓甚则折脊，微缓则洞泄食不化，入咽还出。大甚则阴痿，微大则石水起脐下，其肿埵埵然而上至胃者死；小甚则洞泄，微小则消瘅，滑甚则癃癫，微滑则骨痿，坐弗能起，目视见花。涩甚则大痈塞，微涩则痔疾。又其脉之至上坚而大，有脓气在阴中及腹内，名肾瘅②，得之因浴冷水，脉来沉而大，坚浮而紧，手足肿厥，阴痿腰背疼，小肠心下有水气，时胀满洞泄，此皆浴水中身未干而合房得。虚梦船溺人得，其时梦伏水中，盛实则梦临深投水中。肾胀则腰痛满引背，怏怏然腰痹痛。肾病夜半愈，日中甚，晡则静。肾生病则口热舌干，咽肿上气，嗌干及烦而痛。黄疸肠病久不愈，则腿筋痛，小便闭，两胁胀满目盲者死。肾之精彻脊与腰相引而痛，饥见饱减。又肾中寒结在脐下也，肾脉来而细软，附于骨者是也。又目黑目白，肾已内伤，八日死。又阴缩小便不出，或不快者亦死。又其色青黄，连耳左右，其人年三十许，百日死。若偏在一边，一日

死。实则烦闷，脐下重。热则舌干口焦，而小便涩黄。寒则阴中与腰背俱疼，面黑而干，哕而不食，或呕血是也。又喉鸣坐而喘咳血出，亦为肾虚，寒气欲绝也。寒热虚实既明，稍详调救，即十可治十，全生之道也。

» 注释：

①肾痿：即骨痿。由于肾热内盛，或邪热伤肾，阴精耗损，骨枯髓虚所致。证见腰脊酸软，不能伸举，下肢痿弱，不能行动，面色暗黑，牙齿干枯等。

②肾瘅：《素问·刺热论》称肾热病。聂文涛说，瘅即热病，属热邪侵肾。朱文锋认为，本病相当于西医学的急性肾盂肾炎。

◇ 论胆虚实寒热生死逆顺脉证之法

胆为中清之府，号曰将军，决逆顺于此焉。能喜怒刚柔，与肝为表里，足少阳是其经也。虚则伤寒，寒则恐畏，头眩不能独卧。实则伤热，热则惊怖，精神不守，卧起不宁。又玄水发其根在胆。又肝厥不已，传邪入胆，呕清汁。又胆有水，则从头肿至足，又胆病则口苦太息①，呕宿汁，心中澹澹②，恐人将捕之，嗌中吤吤然数唾。又胆胀则口苦，舌下痛太息，邪气客于胆，则梦讼斗。其脉诊在左关上浮而得之者，是其部也。胆实则热，精神不守。胆热多睡，胆

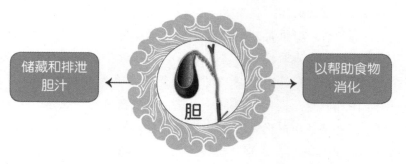

储藏和排泄
胆汁　←　胆　→　以帮助食物
　　　　　　　　　　消化

冷则无眠。又关上脉阳微者胆虚，阳数者胆实，阳虚者胆绝也。

» 注释：

①太息：又名叹息，叹气，指情志抑郁，胸闷不畅时发出的长吁或短叹声的症状。

②澹澹：同"憺憺"，心神忐忑不安。

◇ 论小肠虚实寒热生死逆顺脉证之法

小肠为受盛之府，与心为表里，太阳是其经也。心与小肠绝者，六日死。绝则发直如麻，汗出不已，不得屈伸者是也。又心病久则传小肠，小肠咳则气咳一齐出也。小肠实则伤热，热则口疮，虚则伤寒，寒则泄脓

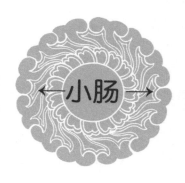

受盛　←　小肠　→　化物

血，或泄黑水，其根在小肠。又小肠寒则下肿重。热久不出，则渐生痔疾。若积多发热则上病，若气多发冷，则腰下重，食则窘迫而难，是其候也。小肠胀则小肠引指疼，厥则邪入小肠，梦聚并邑中，或咽痛颔肿，不可回首，肩如杖，脚如折。又左手寸口阳绝，是无小肠也，六日死。病则脐腹小，腹中有疝瘕①也。右手寸口实大也，小肠实也，有热则小便赤涩。又小肠实则口疮，身热去来，心中烦满体重。又小肠主于舌之官也，和则能言，而机关利健，善别其味。虚则左寸口脉浮而微，软弱不禁。按病惊狂，无所守下，空空然不能语者是也。

» 注释：

①疝瘕：多是由寒邪与脏气相搏，结聚少腹，冤热而痛，溲出血液者。疝瘕一词，见于中医经典《内经》，全书共见3次，义指由于寒凝气积→腹中包块，气积而痛和或伴有小便出白的病症。

18

中医经典华佗神方

◇ 论胃虚实寒热生死逆顺脉证之法

胃者腑也，又名水谷之海，与脾为表里，为人类之根本。胃气壮则五脏六腑皆壮，足阳明是其经也。胃气绝，五日死。实则肿胀便难，肢节疼痛，

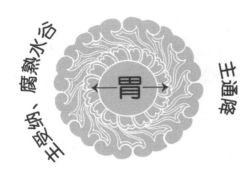

不下食，呕吐不已。虚则肠鸣胀满，汗出滑泄。寒则腹中痛，不能食冷物。热则面赤如醉人，四肢不收，夜不安眠，语狂目乱，便硬者是也。痛甚则腹胁胀满，吐呕不入食。当心上下不通，恶闻食臭，嫌人语，振寒喜伸欠。胃中热则唇黑，热甚则登高而歌，弃衣而走，颠狂不定，汗出额上，衄不止。虚则四肢肿满，胸中短气，谷不化而消也。胃中

风则溏泄不已，胃不足则多饥不消食，病患胃不平，且中病渴者不能治。胃脉坚而长，其色黄赤，病折腰，其脉软而散。病食痹①，关上脉浮大者虚也，浮而短涩者实也；浮而微滑者亦虚，浮而迟者寒也，浮而数者热也。虚实寒热生死之证，察其脉理，即成神妙也。

» 注释：

①食痹：病症名。因痰饮瘀血留滞胃脘，所致食已即心下痛，吐出乃止之证。《素问·至真要大论》："食痹而吐。"王冰注："食痹，谓食已心下痛阴阴然，不可名也，不可忍也，吐出乃止。此为胃气逆而不下流也。"

◇ 论大肠虚实寒热生死逆顺脉证之法

大肠者，肺之腑也，为传送之司，号监仓之官。肺病久则传入大肠，手阳明是其经也。寒则泄，热则结，绝则利下不止而死。热极则便血。又风中大肠则下血。又实热则胀满，大便不通。虚寒则滑泄不定。大

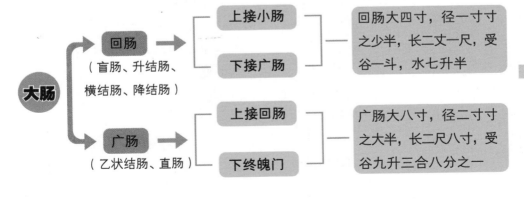

肠乍虚乍实，乍来乍去，寒则溏，热则垢，有积物则发热栗而寒，其发渴如疟状，积冷痹痛，不能久立，痛已则泄，积物是也。虚则喜满咳喘咽中如核妨矣。

◇ 论膀胱虚实寒热生死逆顺脉证之法

膀胱者，津液之府也，与肾为表里，号水曹椽，名玉海也。足太阳是其经也。总通于五腑，所以五腑有疾，即应膀胱，膀胱有疾，即应胞囊。小便不利，热入膀胱则甚，气急而小便黄涩也。膀胱寒则小便数而清

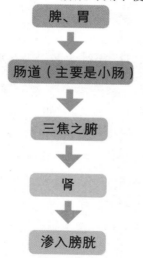

白。又石水①发则根在膀胱，腹胀大者是也。又膀胱咳②而不已，则传之三焦，肠满而不饮食也。然上焦主心肺之病。人有热则食不入，寒则精神不守，泄痢不止，语声不出也。实则上绝于气不行也，虚则引气入肺。其三焦之气和，则五脏六腑皆和，逆则

皆逆。膀胱中有厥阴气，则梦行不快，满胀则小便不下，脐下重闷。或有痛绝，则三日死，死鸡鸣也。

> **注释：**

①石水：水肿病之一。因下焦阳虚，不能司其开阖，聚水不化而致水肿。

②膀胱咳：指咳嗽时合出现小便失禁的症候。

◇ 论三焦虚实寒热生死逆顺脉证之法

三焦者，人之三元之气也，号曰中清之府，总领五脏六腑，营卫经络，内外左右上下之气也。三焦通则内外左右上下皆通，其于用身灌体，和内调外，荣左养右，导上宣下，莫大于此也。又名玉海，水道上则曰三管①，中则曰霍乱，下则曰走哺②，名虽三而归一，有其名而无其形也。亦号曰孤独之府，而卫出于上，营出于下。上者络脉之系，中者经脉之系，下者人气之系也。亦又属膀胱之宗，始主通阴阳，调虚实呼吸，有病则苦腹胀气满，小腹坚，溺不得便而窘迫也。溢则作水，留则为胀，手少阳是其经也。又上焦实热，则额汗出，能食而气不利，舌干口焦，咽闭之类，腹胀胁肋痛。寒则不入食，吐酸水，胸背引痛，噎干，津不纳也。实则食已虚，虚则还出，膨胀而不纳。虚则不能制下，遗便溺头面肿也。中焦实热则上下不通，腹胀喘咳，下气不

上，上气不下，关格③而不通也。寒则下痢不止，食欲不消。中满虚则肠鸣膨胀也。下焦实热，则小便不通，大便难，若重痛也。虚寒则大小便泄下不止。三焦之气，和则内外和，逆则内外逆，故以三焦为人之三元气，不亦宜乎。

» 注释：

①三管：任脉的上脘、中脘、下脘三穴合称。管，与脘通。《脉经》："关脉细，脾胃虚，腹满，宜服生姜茱萸蜀椒汤、白薇圆，针灸三管。"

②走哺：指上见呕逆，下见二便不通的病症，汪必昌《医阶辨证》认为系"由下不通，浊气上冲而饮食不得入"所致。

③关格：指以脾肾虚衰，气化不利，浊邪壅塞三焦，而致小便不通与呕吐并见为临床特征的危重病症。分而言之，小便之不通谓之关，呕吐时作谓之格。多见于水肿、癃闭、淋证等病的晚期。

◇ 论痹

痹①者，风寒暑湿之气，中于脏腑之谓也。入腑则病浅易治，入脏则病深难治。有风、寒、湿、热、气及筋、骨、血、肉、气之别。大凡风寒暑湿之邪，入于心者，名曰血痹②；入脾者名肉痹③；入肝者名筋痹④；入肺者名气痹⑤；入肾者名骨痹⑥，感病则一，其治乃异。痹者闭也，五脏六腑，感于邪气，乱于真气，闭而不仁也。又痹病或痛痒，或淋或急，或缓而不能收持，或拳而不能舒张，或行立艰难，或言语謇涩，或半身不遂，或四肢蜷缩，或口眼偏斜，或手足欹侧，或行步而不言语，或不能行步，或左偏枯，或右壅滞，或上不通于下，或下不通于上，或左右手疼痛，或即疾而即死，或感邪而未亡，或喘满而不寐，或昏昧而不醒。种种诸证，出于痹也。

» 注释：

①痹：指由风、寒、湿等引起的肢体疼痛或麻木的病。

②血痹：邪入血分而成的痹症。

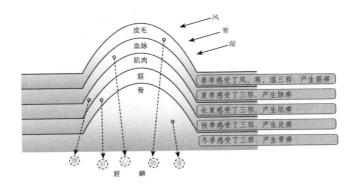

21

由气血虚弱，当风睡卧，或因劳汗出，风邪乘虚侵入，使血气闭阻不通所致。

③肉痹：虽能饮食而四肢活动迟钝，不能收持之症。

④筋痹：指以筋的症状为主的痹证。临床表现为筋脉拘急，关节疼痛而难以伸张。因筋聚于关节，风寒湿，邪气侵于筋所致。

⑤气痹：由情志刺激等因素引发的痹证。

⑥骨痹：指气血不足，寒湿之邪伤于骨髓的病症。主要症状为骨痛、身重、有麻痹感、四肢沉重难举。

◇ 论气痹

气痹者，愁思喜怒过则气结于上。久而不消则伤肺，伤肺则生气渐衰，而邪气愈胜。留于上则胸腹痹而不能食，注于下则脚肿重而不能行，攻于左则左不遂，冲于右则右不仁，贯于舌则不能言，遗于肠则不能溺，壅而不散则痛，流而不聚则麻，真经既损，难以医治。邪气不胜，易为痊愈。其脉右手寸口沉而迟涩者是也。宜节忧思以养气，慎怒以全真，最为良矣。

◇ 论血痹

血痹者，饮食过多，怀热大盛，或寒折于经络，或湿犯于营卫，因而血搏，遂成其咎。故使血不能荣外，气不能养内，内外已失，渐渐消削。

左先枯则右不能举，右先枯则左不能伸，上先枯则上不能制下，下先枯则下不能克上。中先枯则下不能通疏，百症千状，皆失血也。其脉左手寸口脉结而不能流利，或断绝者是也。

◇ 论肉痹

肉痹者，饮食不节，膏粱肥美之所为也。脾者肉之本，气以食，则肉不荣，皮肤不泽，则纹理疏。凡风寒暑湿之邪易为入，故久不治则为肉痹也。肉痹之状，其先能食，而不能充悦，四肢缓而不收持者也。其右关脉按举皆无力，而往来涩也。宜节饮食以调其脏，常起居以安其脾，然后根据经补泻，以求其愈也。

◇ 论筋痹

筋痹者，由怒叫无时，行步奔急，淫邪伤肝，肝失其气，因而寒热所客，久而不去，流入筋会，则使人筋急而不能舒缓也，故名曰筋痹。宜活血以补肝，温气以养肾。然后服饵汤圆，治得其理，合自瘳矣。不然则害人，其脉左关中弦急而数，浮沉而有力也。

◇ 论骨痹

骨痹者，乃嗜欲不节伤于肾也。气内消则不能关禁，中上俱乱，三焦之气，痞而不通，饮食糟粕，精气日衰，邪气妄入，上冲心舌，其候为不语；中犯脾胃，其证为不充；下流腰膝，其象为不遂；旁攻四肢，则为不仁。寒在中则脉迟，热在中则脉数，风在中则脉浮，湿在中则脉濡，虚在中则脉滑，其证不一，要在详明耳。

◇ 论治中风偏枯之法

人病中风偏枯，其脉数而面干黑黧，手足不遂，言语謇涩。治之奈何？在上则吐之，在中则泻之，在下则补之，在外则发之、温之、按之、熨之。吐谓出其涎也，泻谓通其塞也，补谓益其不足也，发谓发其汗也。温为驱其湿也，按谓散其气也，熨谓助其阳也。治各合其宜，安可一揆，在求其本。脉浮则发之，滑则吐

偏枯病，邪气停留在肌腠。病人表现为半身不遂，神志不乱。

风痱病，邪气已经侵入脏腑。病人表现为四肢迟缓，神志有轻微障碍，则病在阳经，可治愈；如果病人神志丧失，则病已发展到阴经，难治。

之，脉伏而涩则泻之，脉紧则温之，脉迟则熨之，脉闭则按之，要察其可否，故不能揆治者也。

◇ 五疔状候

五疔①者，皆由喜怒忧思，冲寒冒热，恣饮醇酒，多嗜甘肥毒鱼酢酱，色欲过度之所为也。蓄其毒邪，浸渍脏腑，久不搅散，始变为疔。其名有五，一曰白疔，二曰赤疔，三曰黄疔，四曰黑疔，五曰青疔。白疔起于右鼻下，初如粟米，根赤头白，麻木或痛痒，使人憎寒头重，状若伤寒，不欲食，胸膈闷，喘促昏冒者死，未者可治，此疾不过五日，祸必至矣，宜速治之。赤疔在舌下，根头俱赤，发痛，舌本硬不能多言，惊烦闷恍惚，多渴引水不休，小便不通，狂者死也，未者可治，此不出七日，祸必至矣。大人小儿皆能患也。黄疔起于唇齿龈边，其色黄，中有黄水，发则令人多食而还出，手足麻木，涎出不止，腹胀而烦，多睡不寐者死也，未者可治。黑疔起于耳前，状如瘢痕，其色黑，长减不定，使人牙关急，腰脊脚膝不仁，不然则病，亦不出三岁死。皆由肾渐绝也，宜慎欲事。青疔起于目下，始如瘤瘿，其身青硬如石，使人目昏昏然无所见，多恐悸，睡不安宁，久不愈，令目盲，或脱精，不出一年，祸必至矣。白疔其根肺，赤疔其根心，黄疔其根脾，黑疔其根肾，青疔其根肝。五疔之候，最为巨疾，

不可不察也。

中医经典华佗神方

» 注释：

①五疗：即白疗、赤疗、黄疗、黑疗、青疗。认为疗之根在肺者为白疗，其根在心者为赤疗，其根在脾者为黄疗，其根在肾者为黑疗，其根在肝者为青疗。其因皆由喜怒忧思，冲寒冒热，恣饮醇酒，多嗜膏粱厚味，甘肥毒鱼酢酱，或色欲过度之所致。蓄其毒邪，浸渍脏腑，始变为疗。

◇ 论痈疽

夫痈疽疮肿之作者，皆五脏六腑蓄毒不流，非独因营卫壅塞而发者也。其行也有处，其主也有归。假令发于喉舌者，心之毒；发于皮毛者，肺之毒；发于肌肉者，脾之毒；发于骨体者，肾之毒。发于下者阴之毒，发于上者阳之毒，发于外者六腑之毒，发于内者五脏之毒。故感于五脏则难瘳也。又近骨者多冷，近虚者多热。近骨者久不愈，则化成血蛊。近虚者久不愈，则传气成漏。成蛊则多痒少痛，或先痒后痛。生漏则多痛少痒，或不痛不痒，内虚外实者，多痛少痒。血不止则多死，脓疾溃则多生。或吐逆无度，饮食不时，皆痈疽之使然。种候万端，要在明详耳。

◇ 论脚弱状候不同

人病脚气与气脚有异者，即邪毒从内而注入脚者，名曰脚气。风寒暑湿邪毒之气从外而入于脚膝者，名气脚也。皆以邪夺其正，使人病形，颇相类似。其于治疗，亦有上下先后。

若不察其理，无由致其瘳也。又喜怒忧思寒热毒邪之气，流入肢节，或注于膝脚，其状类诸风、历节、偏枯、痈肿之证，但入并脚膝者谓之气脚。若从外入足入脏者，谓之脚气。脚气者，先治外而次治内，实者利之，虚者益之。又病脚气多者，何也？谓人之心肺二经起于手，脾肾肝三经起于足，手则清邪中之，足则浊邪中之，人身之苦

痈和疽都是感染毒邪而生的疮，发生于体表，但是它们之间又有区别。

痈和疽的区别

区别＼病名	痈	疽
属性	阳证	阴证
初病	急暴	缓慢
深浅	皮肉之间	筋骨之间
颜色	红色，表皮发红	白色，皮色不变
肿状	高肿根束	漫肿或无根
疼痛	剧烈	不痛或微痛
热度	灼热	不热或微热
脓液	稠黏	稀薄
轻重	易消易溃易敛	难消难溃难敛
预后	良好	轻差

者手足耳，而足则最重艰苦，故风寒暑湿之气，多中于足，以此脚气病多也。然而得之也以渐，始误于不明。医家不视为脚气，而目为别疾，治疗不明，因循至大，身居厄矣。本从微起，渐成巨候，流入脏腑，伤于四肢，头项腹背未甚，终不能知觉也。时因地而作，或如伤寒，或如中暑，或腹背疼痛，或肢节不仁，或语言错乱，或精神昏昧，或时喘乏，或暴盲聋，或饮食不入，或脏腑不通，或挛急不遂，或舒缓不收，或口眼牵搐，或手足颤震，种种多状，莫有达者。故使愚俗束手受病，死无告疗。仁者见之，岂不伤哉？今始述本末，略示后学。如醉入房中，饱眠露下，当风取凉，对月贪欢，沐浴未干而熟睡，房事才罢而冲风，久立于低湿，久仁于水湿，冒雨而行，清寒而寝，劳伤汗出，食欲悲生，犯诸所禁，因成疾矣。其于不正之气，中于上则害于头目，害于中则蛊于心腹，形于下则失于腰脚，及于旁则妨于肢节，千状万证，皆属气脚。起于脚膝，乃谓脚气也。形候脉理，亦在详明。其脉浮而弦者，起于风，濡而弱者起于湿，洪而数者起于热，迟而涩者起于寒，滑而微者起于虚，牢而坚者起于实。在于上则发于上，在于下则发于下，在于中则发于中，结则因气，散则因忧，聚则因怒，细则因悲。风者汗而愈，湿者温而愈，热者解而愈，寒者熨而愈。虚则补之，实则泻之，气则流

之，忧则宽之，怒则悦之，悲则和之，能通斯方，谓之良医。脚气之病，传于心肝，十死不治。入于心则恍惚妄谬，呕吐食不入，眠不安定，左手寸口脉乍大乍小，乍有乍无者是也。入肾即腰脚俱肿，小便不通，呻吟不绝，目额皆黑色，时上冲胸腹而喘，其左尺中脉绝者是也。切宜明审矣。

◇ 论水肿生死脉证

人生百病，最难者莫出于水。水者，肾之制也。肾者，人之本也。肾气壮则水还于肾，虚则水散于皮。又三焦壅塞，营卫闭格，血气不从，虚实交变，水随气流，故为水病。有肿于头目，与肿于腰脚，肿于四肢，肿于双目者。有因嗽而得者，有因劳而生者，有因凝滞而起者，有因虚而成者，有因五脏而出者，有因六腑而来者，类皆多种，状各不同，所以难治。由此百状，人虽晓达，纵晓其端，则又人以骄恣，不循理法，冒犯禁忌，弗能备矣。故人中水疾，死者多矣。水有十名：一曰青水，二曰赤水，三曰黄水，四曰白水，五曰黑水，六曰玄水，七曰风水，八曰石水，九曰暴水，十曰气水。青水者其根起于肝，其状先从面肿，而渐行于一身。赤水者其根起于心，其状先从胸肿起。黄水者其根起于脾，其状先从腹肿起。白水者其根起于肺，先从脚肿而上气喘嗽。黑水者其根起于

肾，其状先从足跗肿。玄水者其根在胆，其状先从面肿至足者是也。风水者其根在胃，其状先从四肢肿起。石水者其根在膀胱，其状小腹肿大是也。暴水者其根在小肠，其状先从腹胀而四肢不肿，渐渐而肿也。气水者其根在肠，乍来乍去，乍衰乍盛者是也。良由上下不通，关窍不利，气血痞格，阴阳不调而致。其脉洪大者死，久不愈之病。令人患水气，临时发散归五脏六腑，则主为病也。消渴者因冒风冲热，饥饱失常，饮酒过量，嗜欲伤频，或服药石久而积成，使之然也。

◇ 论淋沥①小便不利

诸淋与小便不利者，五脏不通，六腑不和，三焦痞涩，营卫耗失，冒热饮酒，过醉入房，竭散精神，劳伤血气。或因色兴而败精不出，或因迷宠而真髓多输，或惊惶不定，或忧思不宁，或饥饱过时，或奔驰不定，或瘾忍大小便，或寒入膀胱，或发泄久兴，或暑中胞囊伤，于兹不慎，致起斯疾。状候变异者，名亦不同，则有冷、热、气、劳、膏、砂、虚、实之种耳。冷者小便数而色白如泔也，热者小便涩而赤色如血也，气者脐腹满闷小便不通利而痛也，劳者小便淋漓不绝，如水滴漏而不断绝也，膏者小便中出物如脂膏也，砂者脐腹隐痛小便难，其痛不可须臾忍，小便中有砂石，有大如皂角子，色泽赤或白不

定，此由肾气强，贪于女色，闭而不泄，泄而不止，虚伤真气，邪热渐弱，结聚成砂。又如煮盐，火大水小，盐渐成石之类。八淋之中，惟此最为危矣。其脉盛大而实者可治，虚小而湿者不可治。虚者肾与膀胱俱虚，精滑梦泄，小便不禁。实者谓经络闭塞，水道不利，茎痛腿酸也。又诸淋之病与脉相从者活，反者死凶。治疗之际，亦在详酌耳。

》 注释：

①淋沥：小便滴沥涩痛之证，淋病主证之一；精浊从窍端淋沥不断之证。

◇ 论古今药饵得失

古之与今，所施药饵①，有得有失者，盖以其宜不宜也。或草或木，或金或石，或单方得力，或群队获功，或金石毒而致死，或因以长生，其验不一者何也？基本实者，得宣通之性，必则决矣。有年少富盛之人，恃有学力，恣其酒欲，夸弄其术，暗使精神内损，药力扶持，忽然疾作，何能救疗。如是者岂止灾之内发，但恐药饵无功，实可叹哉！果能久明方书，熟审其宜，人药相合，效岂妄乎？假如脏不足则养其脏，腑有余则泻其腑，外实在理外，内虚则养内；上塞而引上，下塞而通下，中涩则解中；左通则治左，右病则治右。上下左右，内外虚实，各称其法，安有横夭②者乎。

» 注释：

①药饵：药是指药石祛病而言，包括膏、丹、丸、散、汤剂，等等。其使用的范围，限于"对症下药"，"中病即已"，而"不可以为常"的。其意义等于说某种药石治疗某种病，病好了就该适可而止，不该再服那种药石了。饵是指服食营养品而言，其做法大概包括糕点、酥酪、膏露、清蒸、红烩、粉蒸、烤炸、溜炒、腌熏、焖炖，十大项。其材料大概分为血肉品、草木品、菜蔬品、灵芝品、香料品、金玉品六大类。

②横夭：意外地早死。

◇ **论三痞**

金石草木，皆可以不死，有验无

验，在有志无志也。虽能久服，而又其药热壅塞而不散，或上或下，或否或涩，各有其候。如头眩目昏，面赤心悸，肢节痛，前后不仁，多痰短气，惧火喜寒。又状若中风之类，是为上痞①。又如肠满胀，四肢倦，行立艰，食以呕，多冒昧，减饮食或渴者，是名中痞②。又如小便不利，脐下满硬，语言謇滞，腰痛脚重，不能立，是名下痞③。是宜审明情状，慎为用饵耳。

» 注释：

①上痞：上焦闭塞不通所致的痞症。

②中痞：中焦闭塞不通所致的痞症。

③下痞：下焦闭塞不通所致的痞症。

就药物的功效而言，具有发散、升浮功效的药物属阳。

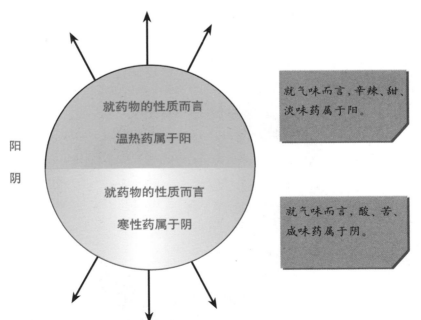

阳

阴

就药物的性质而言
温热药属于阳

就药物的性质而言
寒性药属于阴

就气味而言，辛辣、甜、淡味药属于阳。

就气味而言，酸、苦、咸味药属于阴。

就药物的功效而言，具有收敛、沉降功效的药物属阴。

◇ 论各种疗治宜因病而施

夫病有宜汤、宜丸、宜散，宜下、宜吐、宜汗、宜补，宜灸、宜针，宜按摩、宜导引，宜蒸熨、宜暖洗，宜悦愉、宜和缓，宜水、宜火等之分。若非良善精博，难为取愈。庸下浅识，乱投汤丸，汗下补吐，动使交错。轻者令重，重者令死，举世皆然。盖汤可以涤荡脏腑，开通经络，调品阴阳，祛分邪恶，润泽枯朽，悦养皮肤，养气力，助困竭，莫离于汤也。丸可以逐风冷，破坚癥，消积聚，进饮食，舒营卫，定开窍，缓缓然参合，无出于丸也。散者能祛风邪暑湿之气，搋寒温湿浊之毒，发散四肢之壅滞，除剪五脏之结状，关肠和胃，行脉通经，莫过于散也。下则疏豁闭塞；补则益助虚乏；灸则起阴通阳；针则行营行卫。导引则可以逐客邪于关节；按摩则可以驱浮淫于肌肉。蒸熨避冷；暖洗生阳；悦愉爽神；和缓安气。

若实而不下，使人心腹胀满，烦乱鼓肿。若虚而不补，则使人气血消散，肌肉耗亡，精神脱失，志意昏迷。可汗而不汗，则使毛孔闭塞，关绝而终；合吐而不吐，则使结胸上喘，水食不入而死。当灸而不灸，则使人冷气重凝，阴毒内聚，厥气上冲，分队不散，以致消减；当针而不针，则使人营卫不行，经络不利；邪渐胜真，冒昧而昏。宜导引而不导引，则使人邪侵关节，固结难通；宜按摩而不按摩，则使人淫随肌肉，久留未消。宜蒸熨而不蒸熨，则使人冷气潜伏，渐成痹厥；宜暖洗而不暖洗，则使人阳气不行，阴邪相害。不当下而下，则使人开肠荡胃，洞泄不禁；不当汗而汗，则令人肌肉消绝，津液枯耗；不当吐而吐，则使人心神烦乱，脏腑奔冲。不当灸而灸，则使人重伤经络，内蓄痰毒，反害于中

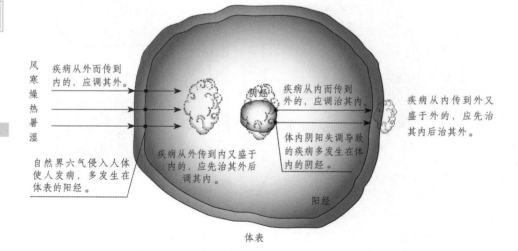

风寒燥热暑湿

疾病从外而传到内的，应调其外。

疾病从内而传到外的，应调治其内。

疾病从内传到外又盛于外的，应先治其内后治其外。

体内阴阳失调导致的疾病多发生在体内的阴经。

自然界六气侵入人体使人发病，多发生在体表的阳经。

疾病从外传到内又盛于内的，应先治其外后调其内。

阴经

阳经

体表

28

和，致于不可救；不当针而针，则使人气血散失，机关细缩。不当导引而导引，则使人真气劳败，邪气妄行；不当按摩而按摩，则使人肌肉、胀，筋骨舒张。不当蒸熨而蒸熨，则使人阳气偏行，阴气内聚；不当暖洗而暖洗，则使人湿灼皮肤，热生肌体。不当悦愉而悦愉，则使人神失气消，精神不快；不当和缓而和缓，则使人气停意折，健忘伤志。大凡治疗，要合其宜，脉状病候，略陈于后。凡脉不紧数，则勿发其汗；脉不疾数，不可以下；心胸不闭，尺脉微弱，不可以吐；关节不急，营卫不壅，不可以针；阴气不盛，阳气不衰，勿灸；内无客邪，勿导引；外无淫气，勿按摩。皮肤勿痹勿蒸熨；肌肉不寒勿暖洗；神不凝迷勿悦愉；气不奔急勿和缓。顺此者生，逆此者死耳。

◇ 论诊杂病必死脉候

夫人生气健壮者，外色光华，内脉平调。五脏六腑之气，消耗则脉无所根据，色无所泽，如是者百无一生。虽能饮食行立，而端然不误，不知死之逼矣。为少具大法，列之于后：病症目引水，心下牢满，其脉濡而微者死；病吐衄泻血，其脉浮大牢数者死；病妄言身热手足冷，其脉细微者死；病大泄不止，其脉紧大而滑者死；病头目痛，其脉涩短者死；病腹中痛，其脉浮大而长者死；病腹痛

而喘，其脉滑而利，数而紧者死；病四逆者，其脉浮大而短者死；病耳无闻，其脉浮大而涩者死；病恼痛，其脉缓而大者死。左痛右痛上痛下痛者死；下痛而脉病者死；病厥逆，呼之不应，脉绝者死。病患脉宜大，反小者死；肥人脉细欲绝者死；瘦人脉燥者死。人脉本滑利，而反涩者死；人脉本长，而反短者死，人尺脉上应寸口太迟者死。温病三四日未汗，脉太疾者死；温病脉细微而往来不快，胸中闭者死；温病发热甚，脉反小者死。病甚脉往来不调者死。温病腹中痛，下利者死；温病汗不出，出不至足者死。病疟腰脊强急，瘛疭者死；病心腹胀满，痛不止，脉坚大洪者死。痢血不止，身热脉数者死；病胀满四逆，脉长者死。热病七八日，汗当出反不出，脉绝者死；热病七八日，不汗躁狂，口舌焦黑，脉反细弱者死。热病未汗出，而脉大盛者死；热病汗出，脉未尽，往来转大者死。病咳脉弦欲绝者死；病诸咳喘，脉沉而浮者死；病上气，脉数者死；病肌热，形瘦脱肛，热不去，脉甚紧急者死。病肠澼，转筋，脉极数者死；病中风，痿厥不仁，脉紧急者死。病上喘，气急四匝，脉涩者死。病寒热，瘛疭，脉大者死。病金疮，血不止，脉大者死；病坠损，内伤，脉小弱者死。病伤寒，身热甚，脉反小

者死；病厥逆①，汗出，脉虚而缓者死；病洞泄②，不下食，脉急者死。病肠澼，下白脓者死；病肠澼，下脓血，脉悬绝者死；病肠澼，下脓血，身有寒，脉绝者死。病咳嗽，脉沉坚者死；病肠中有积聚，脉虚弱者死；病水气，脉微而小者死；病水胀如鼓，脉小涩者死；病泄注，脉浮大而滑者死。病内外俱虚，卧不得安，身冷，脉细微，呕则不食者死。病冷气上攻，脉逆而涩者死。猝病，脉坚而细微者死。热病三五日，头痛身热，食如故，脉直而疾者八日死。久病，脉实者死。又虚缓、虚微、滑弦急者死。猝病，脉弦而数者死。凡此凶脉，十死十，百死百，不可治也。

◇ **论察声色形证决死法**

凡人五脏六腑，营卫关窍。宜平生气血顺度循环无终，是为不病之本。若有缺绝，则祸必来矣。要在临病之时，存神内想，息气内观，心不妄视，着意精察，方能通神明，探幽微，断死决生，千无一误。死之征兆，具之于后：黑色起于耳目鼻上，渐入于口者死；赤色见于耳目额者，五日死；黑白色入口鼻目中者，五日死；黑或如马肝色，望之如青，近则如黑者死；张口如鱼，出气不反者死；循摸衣缝者死；妄语错乱，及不能语者死；热病即不死，口臭不可近者死；面目直视者死；肩息①者一日死；面青人中反者，三日死；面无光牙齿黑者死；面青目黑者死，面白目黑者，十日死；面赤眼黄，实时死；面黑目白者，八日死；面青目黄者，五日死；眉系倾者七日死；齿忽黑色者，三十日死；发直者，十五日死；遗尿不觉者，五六日死；唇口乍干黑者死；爪中青黑者死；头目久痛，猝视不明者死；舌卷卵缩者死；面黑直视者死；面青目白者死；面黄目白者死；面目俱白者死；面目青黑者死；面青唇黑者死；发如麻，喜怒不调者死；发眉如冲起者死；面色黑，胁满，不能反侧者死；面色苍黑，猝肿者死；掌肿无纹，脐肿出，囊茎俱肿者死；手足爪甲，肉黑色者死；汗出不流者死；唇反，人中满者死；阴阳俱绝，目眶陷者死；五脏内外绝，神气不守，其声嘶者死；阳绝阴结，精神恍惚，撮空裂衣者死；阴阳俱闭，失音者死；营卫耗散，面目浮肿者死；心绝肩息，回盼目直者死；肺绝则气去不返，口如鱼口者三日死；骨绝腰脊痛，肾中重不可反侧，足膝后平者，五日死；肾绝大便赤涩下血，耳干脚浮，舌肿者六日死；又足肿者九日死；脾绝口冷，足肿胀，泄不觉者，十二日死；筋绝魂惊虚恐，手足爪甲青，呼骂不休者，八九日死；肝绝汗出如水，恐惧不安，伏卧，目直面青者，八日死，又曰实时死；胃绝齿落面黄者，七日死，又十日死。

面色、脉象与疾病				
面色	脉象	表现	属性	病因
赤	脉象急疾而坚实	气滞于胸，饮食困难	心脉	思虑过度，心气伤，邪气乘虚侵袭人体
白	脉象疾、燥而浮，且上虚下实	易惊恐，胸中邪气压迫肺而致喘息	肺脉	外伤寒热，醉后行房
青	脉象长而有力，左右弹及手指	腰痛、脚冷、头痛等	肝脉	伤于寒湿
黄	脉象大而虚	气滞于腹，自觉腹中有气上逆，常见于女子	脾脉	四肢过度劳累，出汗后受风侵袭
黑	脉象坚实而大	邪气积聚在小腹与前阴的部位	肾脉	用冷水沐浴后入睡，受寒湿之气侵袭

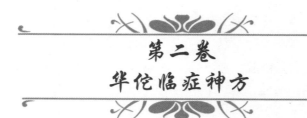

第二卷
华佗临症神方

◇ 治头痛身热要诀

表外实，下内实，忌。

世治外实，多用表剂。表则外虚，风寒得入，而病加剧。世治内实，多用下剂，下则内虚，肠胃气促，而肢不畅。华先生治府吏倪寻头痛身热，则下之，以其外实也。治李延头痛身热，则汗之，以其内实也。盖得外实忌表，内实忌下之秘也。又按内实则湿火上冲，犹地气之郁，正待四散也；外实则积垢中留，犹山间之水，正待下行也。其患头痛身热同，而治法异者，虽得之仙秘，实本天地之道也。余屡试之，果屡见效。（孙思邈注）

◇ 治肢烦口干要诀

汗，愈；不汗，死。

县吏尹世，苦四肢烦，口中干。不欲闻人声，小便不利。华先生曰："试作热食，得汗即愈，不汗后三日死。"即作热食，而汗不出。华先生曰："脏气已绝于内，当啼泣而绝。"已而果然。先生盖有所本而云然也。按肢烦口干，不欲闻声，热症也。医者遇此症，决不敢曰热食，多主用凉剂。然一用凉剂，使起搐搦，却无啼泣之状，缘先生进热食，故有啼泣状耳。余昔遇此症，常用热表剂，见汗涔涔而愈，益信先生言之不诬。窃怪世之治此症者，不能决其愈不愈，死不死。观于先生之治法，可以知所从事矣。（孙思邈注）

◇ 治牙痛要诀

宜辛散，忌凉遏。

世传华先生治牙痛：一撮花椒水一盏，细辛白芷与防风。浓煎漱齿三

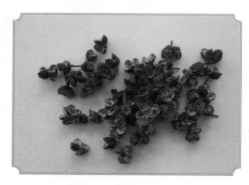

花椒

更后，不怕牙痛风火虫。实则先生之医术，虽本乎仙人，其用药则由己。如宜辛散，忌凉遏，即治百般牙痛之秘诀也。故知治病不必拘定汤药，盖汤药可伪造，可以假托，且当视其病

中医经典华佗神方

之重轻，人之虚实，时之寒燠，而增减之。故有病同药同，而效与不效异。医者于此，宜知所酌夺矣。（孙思邈注）

◇ 治死胎要诀

朱砂、鸡白、蜜、硇砂、当归末等份，酒服，出。

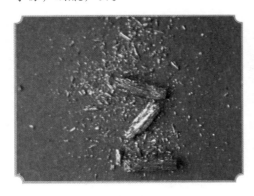

朱砂

此系《普济方》。考《魏志》甘陵相夫人有身六月，腹痛不安，先生视之曰：胎已死。使人手摸知所在，在左则男，在右则女。人云在左，于是为汤下之，果下男形，即愈。然用何汤药，则未言明，不能无疑。意先生善解剖，固有下之之术，不专恃汤药，特以汤药为辅佐品乎。今观此书，则知先生之治斯症，固有汤药在也。因为稽考故事以实之，且余亦尝用此方下胎，屡见奇效，人且视为仙方也。（孙思邈注）

◇ 治矢镞入骨要诀

刮骨，肉，骨，理筋，补筋。

《襄阳府志》：关羽镇襄阳，与曹仁相拒，中流矢，矢镞入骨。先生为之刮骨去毒，出血理筋，创果愈。盖即本此二语，而见之于实事也。若治毒不敢刮，必致毒气蔓延；见筋不敢理，必致筋肉短缩，其害无穷。凡为医者，宜熟悉此二语，勿见筋骨而胆怯，只求刮理得法，自不难立见奇效，而病家亦不得以须受刮理，而遽增惶骇也。（孙思邈注）

◇ 治膝疮要诀

己戌相投。

凡蛇喜嗅血腥，故人染蛇毒或服蛇子，必能生蛇，以其遇血腥能生长也。犬之黄色者，其血腥尤甚，使之用力于足部，其血郁闷已极，有直冲之性，蛇嗅之必出也。昔余见有屠狗者，旁有数童子围观之，忽有一童子，目注墙角，咋曰："蛇来矣。"旋又有二童子，惊相告，谓有二蛇在屋瓦上蜿蜒来矣。余初不解其故，今读华先生秘方，始知之。建安中，琅琊有居民曰刘勋者，其女年二十许，左膝上忽发一疮，痒而不痛，凡患数十日而愈。已而复发，如是经七八年，迎先生使治之。先生视之曰：易耳。当得稻糠色犬一头，良马三匹，以绳犬颈。使驰骤，马前而犬后，马力竭，辄易之，计马与犬共行三十余里，俟犬不能驰，再令人强曳之，使续走二十余里。乃以药饮女，女即安卧，昏不知人，急取犬剖腹，俾血如泉涌，以犬之近后足之前所断之处，令向疮口相距二三寸许停之，须臾则有若蛇者，蜿蜒从疮中出，速以铁锥贯蛇项，蛇在皮中，摇动良久，移时即不动，引出之长凡三尺许，惟有眼球而无瞳，又为逆鳞耳。乃以膏敷于疮面，凡七日而愈。（孙思邈注）

◇ **治湿浊上升要诀**

病有不能顺治，可逆治。

有人苦头眩，头不得举，目不得视，积时年许。先生视之，使悉解衣倒悬，令头去地一二寸，濡布拭身体，令周匝，候视诸脉尽出五色。乃令弟子数人，以铍刀决脉，五色血尽，视赤血出乃下。以膏摩，被覆，汗出周匝，饮以葶苈犬血散之立愈。此即逆治之法也。（孙思邈注）

◇ **治寒热要诀**

冷浴生大热。

有妇人久病经年，世谓寒热交往病。冬日十一月中，先生令坐石槽中，以寒水汲灌之，云当满百。始七八灌，战欲死，灌者亦惧而欲中止。先生令满数，至将八十灌，热气乃蒸出，嚣嚣高二三尺，满百灌，乃令燃火温床厚覆，良久汗洽出，着粉汗糁便愈。冷浴有反激之力，初极冷，继极热，足以清毛管，出廉料。有经络肌肤为寒湿所困，不能发汗者，冷浴最效。余体肥，从不服表剂，不适则冷浴，浴后辄觉肌畅神

爽，始信仙方不欺人也。惟体弱者不宜冒昧行之，违之则有损。又冷浴之后，宜用干布揉擦，斯不可不察耳。（孙思邈注）

◇ **治腹痛脾腐要诀**

物生于土，土燥物枯，可掘而润之，据此可以治脾。

一人病腹中半切痛，十余日中，须眉堕落，先生视之曰："此脾半腐也，宜剒腹，施以洗伐。"即饮以药，令卧，破腹视脾，半腐坏，刮去恶肉，以膏敷创，饮之药，百日而平复。

◇ **治脚病要诀**

阴络腹行，阳络背行，缘督为治，支无不伸。

一人病脚躄不能行，先生切脉后，即使解衣，点背数十处，相间一寸或五寸，从邪不能当，言灸此各七壮，灸创愈，即能行也。后灸愈，灸处夹背一寸上下行，端直均调，如引绳也。

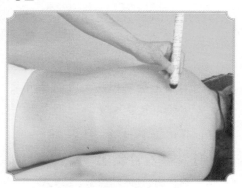

艾灸心俞穴

先生以四言为主要，知药所不及，乃易之以灸。人谓灸不难，得穴难。余谓得穴非难，因有图可按，体格部位可稽也。惟病之应灸与否，又灸从何起，迄何止。有胆有识，斯诚难耳。先生之享大名于后世也，即此胆与识为之基也。（孙思邈注）

◇ 治酒毒要诀

讳疾忌医，死。

酒之发酵，足伤肺翼，害肠胃，惟葛花可解。暨渎严昕与数人共候，先生适至，谓昕曰："君身中佳否？"昕曰："无他。"先生曰："君有疾急见于面，毋多饮，多饮则不治。"与以葛花粉令服之，昕不能信，复饮，归行数里，猝头眩堕自车，人扶之，辇回家，越宿死。（孙思邈注）

◇ 治虚损要诀

乘虚御内，亡。

故督邮顿子献得病，已瘥，诣先生。先生为切其脉，曰："尚虚未得复，勿为劳事。御内即死，临死当吐舌数寸。"其妻闻其病除，自百余里来省之，止宿交接，中间三日，病发，一如先生言。

肾水愈不足，相火愈妄动，故患虚损者，愈喜近女色。致女欲拒而不能，非腰痛如割，则黏汗如流，此症且无方，仙且无术，人其鉴之。（孙思邈注）

◇ 治胃管要诀

地数五，土求其平，毋使木梗。

督邮徐毅得病，先生往省之，毅谓先生曰："昨使医吏刘租针胃管讫，便苦咳嗽，欲卧不安。"先生曰："刺不得胃管，误中肝也，食当日减，五日不救。"果如先生言。

人谓咳嗽从肺，不知肝风煽动，使肺不舒，亦足致嗽，所谓木刑金也。人谓减食由胃，不知肝气下行，使胃作胀，不能进食，所谓木克土也。人谓不眠由肾，不知肝为血海，肝病血虚，势难安眠，所谓木耗水也。胃属土，地属五，五为地数之终，终而不能复始，故五日不救也。仙传数语，足以当千万部医书，有如是者。（孙思邈注）

◇ 治婴儿下痢要诀

先啼后痢，乳多冷气。

凡儿啼，哺以乳则止。乳寒则胃不舒，既入贲门，不能上吐，则为下痢。东阳陈叔山小男二龄，得疾下痢，常先啼，日以羸困，以问先生。

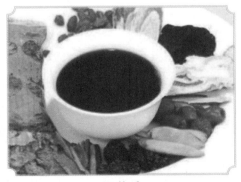

四物汤

先生曰："其母怀躯，阳气内养，乳中虚冷，儿得母寒故也。治法宜治其母，儿自不时愈。"乃与以四物女菀丸（即四物汤）十日即愈。

四物汤为妇人要药，有活血通经之功。佗以此法治病，即所云："子有病治其母也。"凡治儿病，药由母服，方取妇科，法自此始。（孙思邈注）

◇ 治虿螫要诀

水性涨，毒自散。

彭城夫人夜入厕，虿螫其手，呻吟无赖。先生令温汤近热，渍其手中，猝可得寐。但令人数为易汤，不使微冷，达旦而愈。

人受蜂刺或蛇毒，多用白矾、雄黄、香油及各种草药敷之，竟不见效，或反肿痛。从未有以热水渍之者，即用热水亦不知更易，是以无效。今观先生之法，简而易，且奏效速，可是以无效。今观先生之法，简而易，且奏效速，可知医在通变，治宜对症，治病良药，俯拾即是。人苦于不知其用法耳。（孙思邈注）

◇ 治急症要诀

不堪望，奚以方。

军吏梅平，因得疾除名，还家。家居广陵，未至二百里，止亲人舍，有顷，佗偶至主人许，主人令佗视平，佗谓平曰："君早见我，可不至此。今疾已结，促去可得与家相见，

五日猝。"应时归，如佗所刻。

凡人内有病，必先后于外，故医以望为第一要义。扁鹊之著名，即在于能望也，先生望平色，知其必死，虽有所本，亦由能决。今之医士，不解斯义，徒恃切脉，以作指针。故病者将死，犹为定方。吾见亦多矣。噫！（孙思邈注）

◇ 治头风要诀

胆若寒，效难见。

昔汉郭玉尝言："贵者处尊高以临臣，臣怀怖慑以承之。其为疗也，有四难焉。自用意而不任臣，一难也；将身不谨，二难也；骨节不强，不能使药，三难也；好逸恶劳，四难也。针有分寸，时有破漏，重以恐惧之心，加以裁慎之志，臣意犹且不尽，何有于病哉。此其所以不愈也。"不知先生所得之医经中，已有此言，故先生治曹操头风未除。操曰："佗能愈。此小人养吾病，欲以自重，然吾不杀此子，终当不为吾断此根原耳。"操之为是言，殆即郭氏所谓"贵者处尊高以临臣"之意也。先生之不能根治，即医经所载二语尽之矣。（孙思邈注）

◇ 治血郁要诀

黑血聚，盛怒愈。

血郁于上焦，非可剖而出之，惟盛怒则肝之鼓动力足，郁自散。上行则吐，势所必然。先生尝本此以治郡

守病，以为使之盛怒则瘥，乃多受其货而不加功。无何，弃去，又遗书辱詈之。郡守果大怒，令人追杀之，不及。因瞋恚，吐黑血数升而愈。（孙思邈注）

◇ 治病笃要诀

帮助寿夭而复治，则不怨冤死。

医者遇病，宜先审其人之将死与否，若贸然定方与药，药纵无害，及死则必归咎于医者，虽百喙其难辞也。故欲攻医，宜先精相。相者何，望之义也。先生遇病者，先能知其人之寿夭，此非得自仙传，乃缘临症多使然耳。尝有疾者诣先生求治，先生曰："君病根既深，宜剖脏腑，治之当愈。然君寿不过十年，病不能相杀也。"疾者不堪其苦，必欲除之，先生乃施破术，应时愈。十年后竟亡。（孙思邈注）

◇ 治咽塞要诀

中有所壅，吐为便。

医法有不宜明言而奏效甚速者。仲景治伤寒，以升吐为第一义。先生得医经，亦曾及此。先生尝行道中，见有咽塞者，因语之曰："向者道隅，有鬻饼人，萍虀甚酸，可取二升饮之，病自当去。"其人如先生言，立吐一蛇，乃悬于车而候先生。时先生小儿，戏于门中，逆见自相谓曰："客车旁悬有物，必系逢我翁也。"及客进顾，视壁北悬蛇以十数，乃知

其奇。

先生治此症，精且玄矣。知其腹中有蛇，未尝明言，恐其惧耳。惧则蛇亦畏缩，不肯随吐而出。医家有以后患，详告病者，致其人不敢服药，令病加剧者，观于先生之治腹蛇，可以知所取去矣。

◇ 治内疽要诀

生腥化虫，虽出有伏。

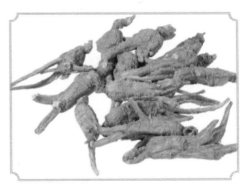

人参

鱼腥杂碎和糖与粉，埋土中，经宿成虫如蚯蚓，畜鸡者恒以此饲鸡，较他虫速而且繁。盖天道本生生不已，以生物求生物，诚不生而自生也。广陵太守陈登，忽患胸中烦懑，面赤不食，先生脉之曰："使君胃中有虫，欲成内疽，腥物所为也。"即作汤二升服之（半夏、甘草、人参各三钱，瓜蒂七枚，黄连、陈皮各一钱），至再，有顷即大呕，中有小虫头赤而能动，其半尚为鱼脍，所苦即愈。先生曰："此病能断绝酒色，可得长愈。否则后三期当发，因其中

尚有遗种，种难尽绝也。遇良医可救。"登不能听，及期疾动，佗适他往，登遂死。（孙思邈注）

◇ 治欲产不通要诀

产以血为主，使血乏者难，宜助。

李将军妻病，延先生使视之。先生曰："伤身而胎未去。"将军言顷实伤身，胎已去矣。先生曰："案脉胎未去也。"将军不谓然，越日稍瘥。三月后复动，更召先生，先生曰："脉象如前，系双胎。先下者耗血多，故后儿不得出，胎既死，血脉不复归，必干附于母脊。"乃为施针，并令进汤，果下死胎，且人形已具，色已黑矣。（孙思邈注）

◇ 治咳嗽要诀

表里相应，二九复生。脓能化毒，不吐肠痈。

军吏李成苦咳，昼夜不宁，先生诊为肠痈，与以散二剂，令服，即吐脓血二升余，病寻愈。先生谓之曰："后十八年，疾当复发，若不得药，不治。"复分散与之，令宝藏。其后五六岁，有里人所患，适与成同，诣成乞药甚殷，成悯而与之。乃知如谯，诣先生更乞，适值见收，意不忍言。后十八年，成复发，竟以无药死。

肺与大肠相表里，肺疾则大肠之力不足，故便不畅，或便后失力，上无感，下不应也。若大肠过疾，则肺之鼓动力受阻，故气常不舒，或增咳

嗽。干不强，枝亦弱也。先生治咳嗽，而用吐剂，知其化脓毒，侵于腠理耳。视若甚奇，实则无奇也。（孙思邈注）

◇ 治血脉诸病要诀

身能活脉，何需药石。

先生尝语其门人吴普曰："人体欲得劳动，第不当极。动摇则谷气则销，血脉流通，疾不得生。所谓流水不腐，户枢不蠹也。故古之为导引者，熊颈鸱顾，引挽腰体，动诸关节，以求不老。吾有一术，名五禽之戏：一曰虎，二曰鹿，三曰熊，四曰猿，五曰鸟，亦以除疾，兼利蹄足，以当导引。体有不舒，起作禽戏，怡而汗出，因以着粉，体自轻便，而嗜食。"普遵行之，行年九十，耳目聪明，齿牙完坚。佗之斯术，盖即得自仙传也。（孙思邈注）

◇ 治腹背诸疾要诀

药不及，针可入，中肯綮，深奚弊。

世传涪翁善针，着有《针经》，其弟子程高寻求积年，翁乃授之。郭玉师事程高，亦以针名。惟医贵人，辄或不愈。和帝问其故。对曰："腠理至微，随气用巧，针石之间，毫芒即乘，神存于心手之间，可得解而不可得言也。"又曰："针有分寸，时有破漏，是可见用针之难矣。"不知先生得仙授，亦精于此。其徒彭城樊阿，亦善针术。凡医皆言，背及胸脏

之间，不可妄针，针入不得过四分，而阿针背入一二寸，胸脏深乃至五六寸，而病皆疗。是可见先生之针术，得之仙授，视涪翁等尤胜也。（孙思邈注）

◇ 治脏腑痈疡要诀

药用麻沸，脏腑可割，既断既截，不难缝合。

痈疡发结于脏腑之内，虽针药亦无所用之。先生治斯类险症，常先令服麻沸散，既昏罔觉，因刳破腹背，抽割聚集。若在肠胃，则断截湔洗，除去疾秽，已而缝合，五六日而创合，月余而平复矣。（孙思邈注）

◇ 治精神衰癫要诀

御妇人，得长生；服麻术，亦仙佗。

襟同御，抵御妇人，即握固不泄，远精补脑之术也。《列仙传》曰："容成公者，能善补道之，取精于玄牝（即服丹铅也），其要谷神（即肾脏之元神）不死，守生养气者也。"故世言御妇人术者，多推容成公为始祖。其实此术非创自容成公，乃创自先生。先生持假名于容成耳。

后汉时有冷寿光者，与华先生同时，常师事先生，得先生秘授御妇人术。寿光年可百五六十岁，当屈颈（乔鸟）息，须发尽白。而色理如三四十岁。同时又有女生者，长乐人，初饵胡麻及术，绝谷八十余年，日少状，色若（禾农）桃，日能行三百里，走及獐鹿。常采药入嵩高山，见女子自言为三天太上侍官，以五岳真形与之，并授以施行法。女生道成，一旦与知交故友别，云入华山，去五十年，先时相识时，逢女生华山庙前，乘白鹿从玉女三十人，并令谢其乡里故人也。

◇ 治发白要诀

服地节，头不白。

樊阿从先生求方，可服食益于人者。先生授以漆叶青面散。漆叶屑一斗，青面十四两。以是为率，云久服，去三虫，利五脏，轻体，使人头不白。阿从之，寿百余岁。

漆叶或谓之漆树之叶，郁脂膏，或谓即黄芪，大补元气。青面一名地节，又名黄芝，即今熟地黄，主理五脏，益精气。昔有游山者，见仙家常服此，因以语先生，试之良效。即以语阿，阿初秘之，旋因酒醉泄于人，其方遂流传于后世云。（孙思邈注）

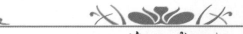

第三卷
华佗神方秘方

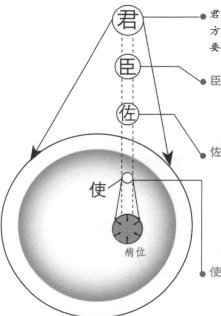

君药就是在治疗疾病时起主要作用的药。其药力居方中之首，用量也较多。在一个方剂中，君药是首要的、不可缺少的药物。

● 臣药有两种含义

　1. 辅助君药发挥治疗作用的药物。

　2. 针对兼病或兼证起治疗作用的药物。

● 佐药有三种含义

　1. 佐助药：协助君臣药加强治疗作用，或直接治疗次要兼证。

　2. 佐制药：消除或减缓君臣药的毒性和烈性。

　3. 反佐药：与君药性味相反而又能在治疗中起相成作用。

● 使药有两种含义

　1. 为引经药，将各药的药力引导至患病部位。

　2. 为调和药，调和各药的作用。

◇ 麻沸散神方

专治病患腹中症结或成龟蛇鸟兽之类，各药不效，必须割破小腹，将前物取出。或脑内生虫，必须劈开头脑，将虫取出，则头风自去。服此能令人麻醉，忽忽不知人事，任人劈破，不知痛痒。

羊踯躅三钱，茉莉花根一钱，当归一两，菖蒲三分

水煎服一碗。

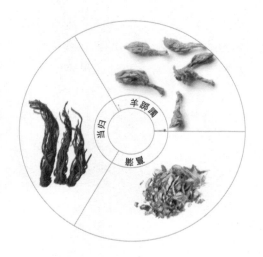

中医经典华佗神方

◇ **琼酥散神方**

本剂专为痈疽疮疡施用刀圭时，服之能令人不痛。

蟾酥一钱，半夏、羊踯躅各六分，胡椒、川乌、川椒各一钱八分，荜茇二钱

上为末，每服半分，陈酒调服。如欲大开，加白酒药一丸。

◇ **整骨麻药神方**

本剂专为开取箭头时，服之令人不痛。

川乌、草乌、胡茄子、羊踯躅、麻黄

上各等份研为末，茶酒任用。甘草水解。

◇ **外敷麻药神方**

本剂专为施割症时，外部调敷之用，能令人知觉麻木，任割不痛。

川乌尖、草乌尖、生南星、生半夏、荜茇各五钱，胡椒一两，蟾酥、细辛各四钱

上研成细末，用烧酒调敷。

◇ **神膏**

凡皮肤溃烂，欲使之去腐生新，及施割后，宜急用此膏敷之。

乳香、没药、血竭、儿茶、三七各二钱，冰片一钱，麝香二分

热则加黄连一钱；腐则加轻粉一钱；有水则加龙骨一钱；欲速收口则加珍珠一两，或加蟹黄（法取圆脐螃蟹蒸热取黄晒干收用）二钱；为末掺用。

或以前七药加豚脂半斤，蜂蜡一两，稍温用棉纸拖膏，贴痈疽破烂处。若系杖伤，则三七须倍之。

◇ **解麻药神方**

施剂以后，换皮后三日，诸症平服，急宜用药解之使醒。

人参、茯苓各五钱，生甘草三钱，陈皮五分，半夏、白薇各一钱，菖蒲五分

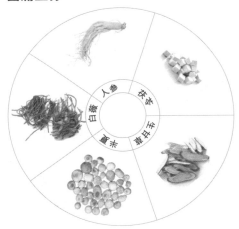

上药以水煎成一碗，服之即醒。

◇ **接骨神方**

本剂专治跌伤、打伤，手足折断。惟必先细心凑合端正后，以杉木板夹持之，不可顾患者之痛楚；再以下方使之服下。最多二服当愈，不必三服也。

羊踯躅、炒大黄、当归、芍药、红花各三钱，牡丹皮二钱，生地黄五钱，土狗十个（捶碎），土虱三十个（捣烂）

先将前药用酒煎成，再加自然铜

末一钱，连汤服下。

◇ **愈风神方**

本方凡四时诸风，俱可用之。

防风、羌活、五加皮、芍药、人参、丹参、薏苡仁、玄参、麦冬（去心）、干地黄、大黄、青木香各六分，松子仁、磁石、枳实（炙）、牛膝、茯神、桂心各八分，槟榔子一钱

上为末，蜜和为丸，如梧子大，以酒服十五丸，日再服，稍稍加至三十丸为度。忌猪肉、鱼、蒜、生葱、酢、芫荑。

◇ **通便神方**

久病之后，大便一月不通，毋庸着急。止补其真阴，使精足以生血，血足以润肠，大便自出。方用：

熟地黄、玄参、当归各一两，川芎五钱，火麻仁、大黄各一钱，桃仁十个，红花三分

蜜一碗和水煎服。

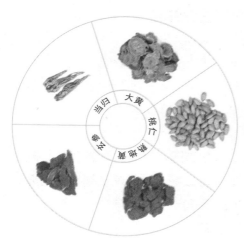

◇ **灌肠神方**

大便闭结，常用之法，为用下剂。唯久用则成习性，故兼用本法。

豚胆一具，取汁入醋少许，取竹筒长三四寸者，以半纳谷道中，将汁灌入。一食顷，当便。又以花椒、豆豉水煎，用樗根汁、麻油、泔淀三味合灌之，亦下；又以桃白皮、苦参、艾、大枣煎灌亦下；兼疗疳痢，及生恶疮者。待施术时，药须微温，勿过热勿过冷。

◇ **利小便神方**

利小便药常品为车前子、泽泻等。其效濡缓，不及用探尿管术之便。

以葱叶末端锐部，纳玉茎孔中，深达三寸许，以口微吹，便自通；又以盐末入葱吹之，令盐入孔茎中亦通。或以豚膀胱一具，于开孔处缚鹅羽管，吹之胀满，以丝缚扎上孔，即以羽管锐端入马口，手压膀胱，令气自尿管透入膀胱中，便自通。

◇ **按摩神术**

凡人肢节腑脏，郁积而不宣，易成八疾：一曰风；二曰寒；三曰暑；四曰湿；五曰饥；六曰饱；七曰劳；八曰逸。凡斯诸疾，当未成时，当导而宣之，使内体巩固，外邪无目而入。

迨既感受，宜相其机官，循其腠理，用手术按摩疏散之。其奏效视汤液丸散神速。述如下：

（一）两手相捉纽捩如洗手

法。（二）两手浅相差翻复向胸。
（三）两手相提共按胫，左右同。
（四）以手如挽五石力弓，左右同。
（五）两手相重按髀徐徐捩身，左右同。（六）作拳向前筑，左右同。
（七）作拳却顿，此是开胸法，左右同。（八）如拓石法，左右同。（九）以手反捶背，左右同。
（十）双手据地，缩身曲背，向上三举。（十一）两手抱头宛转髀上，此是抽胁。（十二）大坐斜身，偏欹如排山，左右同。（十三）大坐伸两脚，即以一脚向前虚掣，左右同。
（十四）两手据地回头，此虎视法。左右同。（十五）立地反勾身三举。
（十六）两手急相叉，以脚踏手足，左右同。（十七）起立以脚前后虚踏，左右同。（十八）大坐伸两脚，用当相手勾所伸脚着膝中，以手按之，左右同。

上十八法不问老幼，日则能根据此三遍者。一月后百病悉除，行及奔马，补益延年，能食，眼明轻健，不复疲乏。

◇ 曼应丸神方

本方功用甚大，百疾可知。如遇结胸，油浆水下七丸，未动再服；积食症，水下三丸；水气通身肿，茯苓汤下五丸；膈噎，丁香汤下三丸；因积成劳，鳖鱼汤下两丸；腹中一切痛，醋汤下七丸；小肠疝癖，茴香汤

下三丸；大小便不通，蜜汤下五丸；心痛，茱萸汤下五丸；猝死，以小便下七丸；白痛，干姜汤下一丸；赤痢，甘草汤下一丸；胃冷吐食，丁香汤下二丸。

甘遂、芫花、大黄（煨）、三棱、硇砂各三两，大戟、巴豆（去皮）、干漆、蓬莪术、桑白皮、五灵脂、泽泻、栀子仁各二两，皂角七挺（去皮）、槟榔、木通、雷丸、诃子（面裹、煨熟去面）各一两，当归、黑牵牛各五两

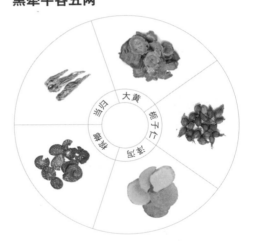

上药各细锉成末，入米醋二升，浸三日。入银石器中，慢火熬令醋尽，焙干再炒黄黑色，存性，入下药：

木香、肉桂、陈皮（去白）、丁香、青皮（去皮）、肉豆蔻、黄芪、白术、没药、附子（泡裂去皮脐）各一两，芍药、川芎、白牵牛（炒）、天南星（水煮）、鳖甲

（裂浸醋，炙令黄）、熟地黄（酒浸一宿）、牡丹皮、赤茯苓、芸苔子（炒）、干姜（泡裂去皮）各二两

上同为末，与前药相合，醋糊丸，绿豆大。修合时须在净室中，运以至诚方验。

◇ 交藤丸神方

本剂功能驻颜长寿，祛百疾。

何首乌（即交藤根赤白者佳）一斤，茯苓五两，牛膝二两

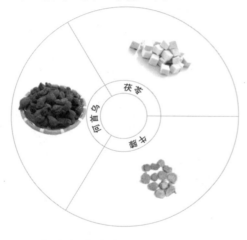

上末之蜜为丸。酒下三十丸。忌食猪羊血。

◇ 补心丹神方

专治因惊失心，或因思虑过当，心气不宁，狂言妄语，叫呼奔走。

朱砂、雄黄各一分（二物共研）、白附子一钱（为末）

上拌匀，以猪心血为丸，如梧子大。更别以朱砂为衣。每服二丸，临卧用人参菖蒲汤下。常服一丸，能安魂魄，补心气，镇神灵。

◇ 明目丹神方

专治传尸虚痨，肌瘦面黄，呕吐、咳嗽不定。

雄黄、木香各五钱，兔粪二两，天灵盖一两（炙），鳖甲、轻粉各一分

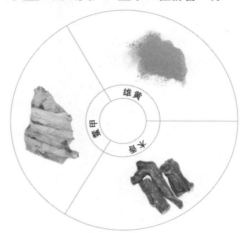

上为末。制法：酒一大升，大黄五钱，熬膏入前药为丸，弹子大，朱砂为衣。用时先烧安息香，令烟尽，吸之不嗽非传尸也，不可用此药。若烟入口嗽而不能禁止，乃尸也，宜用此药。五更初服，勿使人知，以童子小便同酒共一盏化为丸，服之。

◇ 醉仙丹神方

治五官虚气，风寒暑湿之邪，蓄积在中。久而不散，致偏枯不遂、麻木不仁。

麻黄一两（水煮焙干为末），天南星七个（炮），黑附子三个（炮），地龙七条（去土）

先将麻黄末入酒一升，熬成膏，

入余药为丸，如弹子大。每日食后及临卧时用酒化一两，服下汗出即效。

◇ 五胜散神方

治四时伤寒冒风，身热头痛，昏倦寒痰，咳嗽及中满，伤寒三日以前，服无不效。

甘草、石膏、白术、五味子各一两，干姜三分（炮）

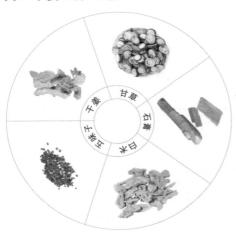

上同为细末，每服以药二钱加水一盏，入生姜两片，枣子一个，同煎至七分。去滓温服。

◇ 荜茇散神方

治牙痛极神验。

草荜茇、木鳖子（去壳）

先研木鳖子令细，后入荜茇同研令匀。随左右鼻内搐之。每用一豆许。

◇ 绛血丹神方

治喉闭极神效。

硇砂、白矾各一大块如皂大，马牙硝一分，硝石四两，黄丹五钱，新巴豆六个

用粗瓷小碗一个，先煨令热，下前四药，次下黄丹，次下巴豆，须将巴豆先打破，逐个旋下，候焰尽又下一个，入蛇蜕皮一条，自然烧化，以砂矾成汁，候令结硬，研成细末。每用少许，以笔管吹在患处。

◇ 碧雪丹神方

治口疮及咽喉肿痛，即含化。

焰硝、生甘草各二两，青黛、僵蚕各五钱

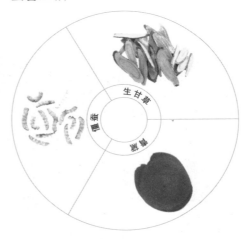

上为细末，取黄牛胆汁和之令匀，装入胆囊内，悬当风处，过百日中用。

◇ 白龙散神方

治风毒赤烂眼眶倒睫，冷热泪不止。

白鳝风一两，铜绿一钱

上药各先研成细末，再相合研匀。每月半钱，百沸汤化开，以手指洗眼。

◇ 皂角散神方

治五种肠风泻血，下痢。粪前有血，号外痔；粪后有血，号内痔；大肠不收，号脱肛；谷道四面有胬肉如乳头，号举痔；头上有孔，号漏痔；并皆治之。

黄牛角一个（锉细），蛇蜕一条，猪牙皂角五个（锉细），穿山甲1斤（70鳞）

上四药同入瓷瓶内，黄泥封固，候干，先以小火烧令烟出，后用大火煅，令通红为度，取出摊冷，研成末。患者先以胡桃肉一个，分作四份，取一份于临卧时研细如糊，温酒送服，即睡。先引虫出，至五更时再用温酒调下药末二钱，至辰时更进一服，取下恶物，永除根本。

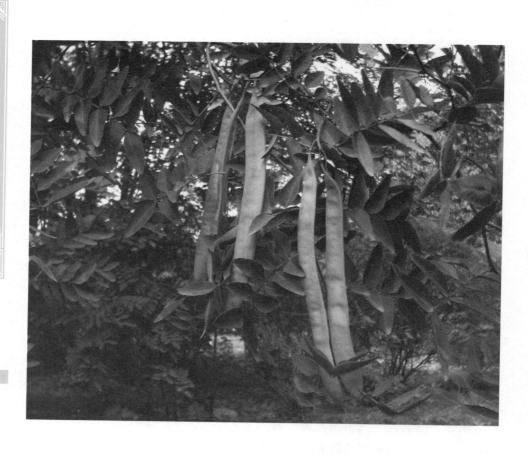

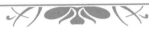

第四卷
华佗内科神方

◇ 治伤寒初起神方

伤寒始得一日，在皮当摩膏，火灸即愈。若不解者，至二日在肤可法针，服解肌散发汗，汗出即愈。若不解者，至三日在肌，复发汗则愈。若不解者，止勿复发汗也。至四日在胸，宜服藜芦丸，微吐则愈。若更困，藜芦丸不能吐者，服小豆瓜蒂散，吐之则愈。视病尚未醒者，复一法针之。五日在腹，六日入胃，入胃则可下也。又伤寒初起时，用柴胡、白芍、茯苓、甘草、桂枝、麻黄各一钱，当归二钱，陈皮五分，水煎服极效。

◇ 治伤寒发狂神方

凡伤寒热极发狂，惊悸恍惚。可急用：

石膏二钱，黄连一钱

为末，煎甘草水冷服，有效。

◇ 治伤寒不汗神方

凡患伤寒，一日至二日不汗者，宜用：

葛根半斤，乌梅十四枚，葱白一握，豆豉一升（绵裹）

以水九升，煮取三升，分为三服。初一服便厚覆取汗，汗出粉之。

◇ 治伤寒谵语神方

大黄四两，厚朴二两（炙），枳实三枚（炙）

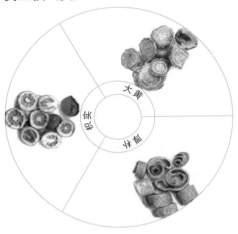

以水四升，煮取一升二合，去滓分温再服。若一服得利，谵语止，勿服之也。

◇ 治伤寒结胸神方

伤寒结胸者，谓热毒气结聚于心胸也。此由病发于阳而早下，热气乘虚而痞结不散也。按之痛，寸脉浮，关脉沉是也。可用：

蜀大黄半斤，葶苈子半升（熬），杏仁半升（去皮尖，熬令赤黑色），芒硝半升

上四味捣筛二味，杏仁合芒硝研如泥，和散合剂，丸如弹子大。每服一丸，用甘遂末一钱匕，白蜜一两，水二升同煮取一升，温顿服之，一宿乃自下。如不下，更服取下为要。或用瓜蒌一枚（捶碎），甘草一钱，同煎服之，极神效。

◇ 治伤寒发斑神方

伤寒内发斑，身热心如火，口渴呼水。气喘舌燥，是谓阳火焚于胃口。宜用大剂寒凉扑灭之。方用：

元参、麦冬各三两，黄芩、生地黄各一两，升麻二钱，防风、天花粉、青黛、生甘草各三钱，桑白皮五钱，紫苏叶一钱

一剂即消大半，二剂痊愈。

此方虽传自神仙，惟升麻用至二钱，余药也用至数两，用者大宜斟酌，不可泥古。（孙思邈注）

◇ 治伤寒发黄神方

用麻黄一握（去节、绵裹），陈酒五升

煮取半升，顿服，取小汗。春月可用水煎。

◇ 治伤寒吐血神方

青柏叶三两，干姜二两，艾三把

以水五升，煮取一升，去滓。别绞取新出马通汁一升，相和合煎，取一升，绵滤之，温分再服。马通汁，是马屎汁也。

◇ 治伤寒中风神方

丹砂十二铢，蜀椒、蜀漆、干姜、细辛、黄芩、防己、桂心、茯苓、人参、沙参、桔梗、女萎、乌头各十八铢，雄黄二十四铢，吴茱萸三十铢，麻黄、代赭石各二两半

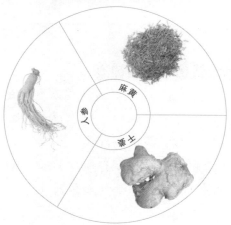

上十八味治下筛，酒服方寸匕，日三。覆令汗出。

◇ 治伤寒下血神方

釜灶下黄焦土半升（绵裹），甘草（炙）、干地黄、白术、附子（炮研）、阿胶（炙）、黄芩各三两

先以水八升煮六味，取三升，去滓，纳胶令烊，分三服。忌海藻、菘菜、芜荑、猪肉、桃李等。

◇ 治伤寒衄血神方

衄者，鼻出血也。此由五脏热结所为。方用：

左顾牡蛎十分（熬），石膏五分

上二味捣末，酒服方寸匕，日三四。亦可蜜丸如梧子大，酒服十五丸。

◇ 治伤寒烦渴神方

知母六两，石膏一升，粳米六

合，人参三两，甘草二两

先以水一斗二升，煮米熟，去米纳诸药，煮取六升，去滓，温服一升，日三。忌海藻，菘菜。

◇ **治伤寒食积神方**

黄芩、大黄、黄连（去毛）、麻黄（去节）各五两，栀子仁十六枚，豆豉一升（熬），甘遂三两，芒硝二两，巴豆一百枚（去皮及心熬研）

上九味捣筛，白蜜和丸如梧子，服三丸。以吐下为度，若不吐痢，加二丸。

◇ **治伤寒咳嗽神方**

知母二两，贝母、葛根、芍药、栀子仁、黄芩各三两，石膏四两，杏仁一两（去皮尖及双仁）

上八味切，以水七升，煮取二升五合，去滓，分为三服。如人行八九里，再服。忌蒜、面七日。

◇ **治伤寒目翳神方**

秦皮、升麻、黄连各一两

上三味，用水四升，煮取二升半，冷之，分用三合。仰眼以绵绕筋头，取汤以滴眼中，如屋漏状，尽三合止，须臾复，日五六遍乃佳。忌猪肉，冷水。

◇ **治伤寒口疮神方**

升麻、炙甘草各一两，竹叶五分，麦冬三分（去心），牡丹皮一分，干枣二十枚

上六味，以水四升，煮取一升半。去滓，分五服，含稍稍咽之为度。忌海藻、菘菜、胡荽等。

◇ **治伤肢痛神方**

煮马屎与羊屎汁渍之，日三度，或以猪膏和羊屎涂之亦佳。

◇ **治伤寒虚羸神方**

本症为其人血气先虚，复为虚邪所中，其后经发汗吐下后，热邪始散，真气尚少，五脏独虚，谷神未复，故其候为虚羸少气，气逆并呕吐。方用：

石膏一斤，竹叶一把，人参、炙

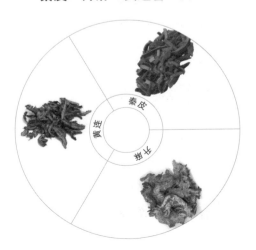

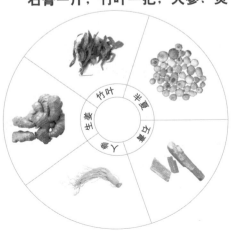

甘草各二两，半夏一升，生姜四两

上药以水一斗二升，煮取六升。去滓，纳粳米一升，米熟去米饮一升，日三服。忌海藻，菘菜，羊肉。

◇ 治伤寒不眠神方

本病为阳独盛阴偏虚之症；其候为不得眠。反复颠倒，心内苦痛懊憹。方用：

肥栀子十四枚，香豉四合（绵裹）

以水四升，先煮栀子取二升半，去滓，纳豉，更煮取一升半，去豉分温再服。得吐止服。

◇ 治伤寒小便不利神方

滑石二两，葶苈子一合（熬）

二物以水二升，煮取七合，去滓顿服之。

◇ 治伤寒下痢神方

伤寒腹中微痛，下痢不止。方用：

秦皮、阿胶各三两，黄连四两，白头翁二两

先以前三味入水八升，煮取二升，去滓纳胶令烊。适寒温，先食饮七合，日二服。忌猪肉，冷水。

◇ 治伤寒头痛神方

干姜、防风、沙参、细辛、白术、人参、蜀椒、茯苓、麻黄、黄芩、代赭石、桔梗、吴茱萸各一两，附子一枚

上为末，先食，酒服一钱匕，日三。

◇ 治伤寒喉痛神方

此为下部脉不止，阴阳隔绝，邪客于足少阴之经，毒气上熏，故喉咽不利，或痛而生疮。方用：

半夏、炙甘草、桂心等份

三味药各捣筛毕，更合捣之，以白汤饮服方寸匕，日三服。

◇ 治伤寒舌出神方

梅花、片脑各半份

为末，搽之即收。

◇ 治伤寒气喘神方

紫苏叶一把，水煮稍稍饮之，其喘立止。或以：

防己、人参等份

为末，桑白皮煎水，服二钱。

◇ 治伤寒便秘神方

大黄、厚朴（炙）各三两，枳实（炙）六片

以水五升，煮取二升。体强者服一升，羸者服七合。

◇ 治伤寒呃逆神方

荜澄茄、高良姜等份

为末，每服二钱。水六分，煎十沸，入醋少许服之。

◇ 治伤寒呕哕神方

橘皮、炙甘草各一两，人参二两，生姜四两

以水六升，煮取二升，去滓，分三服。忌海藻，菘菜。

◇ 治伤寒厥逆神方

其症为面青，四肢厥冷，腹痛身

冷。用：

大附子二枚（炮制去皮脐）

为末，每服三钱，姜汁半盏送下，以脐下如火暖为度。

◇ 治伤寒搐搦神方

本症为汗后覆盖不密，致腰背及四肢搐搦。用：

牛蒡根十条，麻黄、牛膝、天南星各六钱

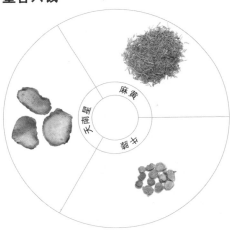

锉细，再入陈酒一碗，于盆内同研，以新布绞汁，以炭火烧药至黑色，每服一钱，温酒下，日凡三服。

◇ 治伤寒胁痛神方

本症为心下痞满，痛引两胁。以：

芫花、甘遂、大戟各等份

为末，大枣十枚，水一碗半，煎取八分，去滓。身强者服一钱；弱者五分，宜平旦。

◇ 治伤寒血结神方

胸膈胀满，痛不可近。用：

海蛤、滑石、甘草各一两，芒硝五钱

共为末，每服二钱，鸡子白调下。

◇ 治伤寒腹胀神方

桔梗、半夏、陈皮各三钱，生姜五片

水两碗，煎服。

◇ 治伤寒中寒神方

生附子一两（去皮脐炮），干姜一两

每服三钱，水二碗，煎取一碗，温服。

◇ 治阴证伤寒神方

阴证伤寒，即夹色伤寒；俗名夹阴伤寒。先因欲事，后感寒邪，阳衰阴盛，六脉沉伏。小腹绞痛，四肢逆冷，男子肾囊或女子乳头内缩，或手足弯曲紫黑，黑甚则牙紧气绝。宜急下：

人参、干姜各一两，生附子一枚（剖为八片）

水四碗半，煎取一碗，顿服。须臾自脉出而身温矣。

◇ 治伤寒阴阳易神方

本症为男女伤寒病，新瘥未平复，与之交接而得病者，其在男子病新瘥未平复，而妇人与之交接得病者，名阳易；妇人病新瘥未平复，而男子与之交接者，名阴易。其状身重，小腹里急，或引阴中拘挛，热上冲胸，头重不能举，眼内生翳，四肢拘急，不速治多死。妇人阳易，方宜用：

干姜四两

捣末，汤和一顿服；温复汗出得解。

男子阴易，宜用：

薤白一大握，鼠屎十四枚

以水五升，煮取二升，尽饮之。温卧汗出便愈。

又男子阴易，可取女人中裈，近阴处烧之，取其灰为散，服方寸匕，日三，小便即利，阴头微肿，此为愈也。若女人病，可取男子裈如前法，酒水服。

◇ 治伤寒劳复神方

本症为伤寒病新瘥，津液未复，血气尚虚，若劳动早，更复成病，故云复也。宜用：

鼠屎二十一枚，香豉一升，栀子七枚，大黄三两

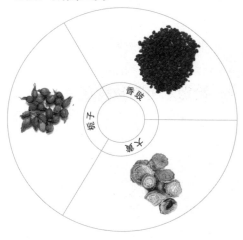

以水五升，煎取二升七合，分三服，微取汗，数试异验。

◇ 治伤寒食复神方

本症为伤寒病新瘥，脾胃尚虚，谷气未复，若食猪肉、肠、血、肥鱼及油脂物，必大下利，医所不能治，必至于死。若食饼饵、粢饴脯、脍炙、枣、栗诸果物，坚实之物，胃气虚弱，不能消化，必更结热，适以药下之，则胃气虚冷，大痢难禁。不下必死，下之又复危险，不可不慎。宜用：

香豉五合，炙甘草、桂心各二两，大黄四两，芒硝半斤

以水六升，煮取二升，去滓。先食，适寒温饮一升，日再。忌海藻，菘菜，生葱等物。

◇ 治伤寒百合病神方

百合病者，谓无经络百脉，一宗悉致病也。皆因伤寒虚劳，大病之后，不平复，变成斯病也。其状如欲食复不能食，欲卧不得卧，欲出行而不能出行，如有寒复如无寒，如有热复如无热，诸药不能疗，得药则剧而吐痢，行持坐卧，神灵式凭。治法以百合为主，而佐以知母者，为治已经发汗后，更发之法。方用：

百合七枚，知母三两

先用泉水洗渍百合一宿，去其水；更以泉水二升，煮取一升，去滓；次以水二升，煮知母得一升；

与百合汁和，复煮取一升半，分二次服。

若已经下后，更发者则如前法浸煮百合七枚外，可更以滑石三两、代赭一两，用水二升，煮取一升，和百合汁复煮，得一升半，如前法服之。

又百合病已经吐后更发者，亦如前法，先浸煮百合七枚，乃以鸡子黄纳汁中，搅匀分再服。

又若百合病始，不经发汗、吐、下，其病如初者，可仍如前法，先浸煮百合，次以生地黄汁一升，与百合汁相和，再煮取一升半，温分再服。一服中病可，勿更服。

◇ 治中风神方

凡猝中风欲死，身体缓急，口目不正，舌强不能语，奄奄忽忽，神情闷乱。宜急用：

麻黄、防己、人参、黄芩、桂心、白芍、甘草、川芎、杏仁各一两，防风一两半，附子一枚，生姜五两

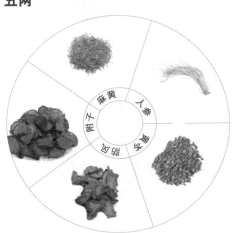

先以水一斗一升，煮麻黄三沸，去沫，乃纳诸药，煮取三升，分三服，极效。

◇ 治中风口噤神方

淡竹沥一斗，防风、葛根、菊花、细辛、芍药、白术、当归、桂心、通草、防己、人参、炙甘草、炮附子、茯苓、玄参各一两，秦艽、生姜各二两，桑寄生三两

以淡竹沥煮诸药，得四升，分四次服之，忌海藻、菘菜、猪肉、生菜、生葱、醋、桃、李、雀肉等物。

◇ 治中风口噤神方

取苇筒长五寸，以一端刺耳孔中，四面以面密塞，勿令泄气；一端纳大豆一粒，并艾烧之令燃，灸七壮即瘥。患右灸左，患左灸右。

◇ 治中风失音神方

羌活十分，炙甘草、人参各二分，荆沥、竹沥、生地黄汁各二升，大附子一枚（炮）

以诸药纳三汁中，煎取一升六合，去滓，分二次服。未瘥，四五日更进一剂，取微利。

◇ 治中风不语神方

取人乳汁半合，以着美酒半升中合搅，分为再服。

◇ 治中风舌强神方

雄黄、荆芥穗等份

为末，豆淋酒服二钱。

◇ 治中风痰厥神方

生川乌头、生附子各半两（去皮脐），生南星一两，生木香二钱半

每服五钱，生姜十片，水煎一盏，温服。

◇ 治中风痰壅神方

旋覆花（洗净、焙干）

为末，蜜为丸大如梧子，卧时茶下五丸至七丸或十丸。

◇ 治中风气厥神方

治法略同于中风痰厥，可略为加减。

◇ 治中风发热神方

大戟、苦参各四两

用白醋浆一斗煮沸洗之。

◇ 治中风掣痛神方

凡身中有掣痛不仁不随处者，取干艾叶一纠许丸之。纳瓦甑下，塞余孔，唯留一目。以痛处着甑目下，烧艾以熏之，一时间愈矣。

◇ 治中风腹痛神方

取盐半斤，熬令尽，着口中饮热汤二升，得便，吐愈。

◇ 治中风角弓反张神方

鸡屎二升，大豆一升，防风三两

以水三升，先煮防风取三合汁，纳豆、鸡屎二味，熬之令黄赤色，用酒二升淋之，去滓；然后用防风汁和，分为再服。相去如人行六七里，衣覆取汗，忌风。

◇ 治中风口眼歪斜神方

皂角末

陈醋调涂口上。右喎涂右，左喎涂左，俟干即换，数次即愈；或以生乌头，青矾搐鼻亦效。

◇ 治中风颈项直硬神方

此肝肾受风寒所致也。

将宣木瓜去瓤，入乳香、没药于其中，以线缚定，饭锅上蒸三四次，研成膏，入生地黄汁，热酒冲服。

◇ 治中风手足不遂神方

白术、地骨皮、荆实各五升，菊花三升

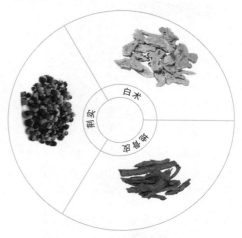

以水三石，煮取一石五斗，去滓，澄清取汁。酿米二石，用曲如常法，以酒熟随量饮之，常取半醉，勿令至吐。

◇ 治中风半身不遂神方

独活四两，桂心五两，生葛根八两，炙甘草、防风、当归各二

两，芍药、附子各一两（炮），半夏一升（洗）

上药以水一斗，煮取三升，分为三服，日三，大验。忌海藻、菘菜、生葱、猪肉、羊肉、饧。

◇ 治五癫神方

癫病有五：一曰阳癫，发时如死人，遗尿，有顷乃解；二曰阴癫，乃初生小时脐疮未愈，数洗浴，因此得之；三曰风癫，发时眼目相引，牵纵反急强，羊鸣，食顷方解，由热作汗出当风，因以房事过度，醉饮饱满行事，令心气逼迫，短气脉悸得之；四曰湿癫，眉头痛，身重，坐热沐发，湿结脑，汗未止得之；五曰马癫，发时反目口噤，手足相引，身皆热，系小时风气脑热不和得之。下方任何癫症，俱可用之。方用：

铜青、雄黄、空青、东门上鸡头、水银各一两，猪苓、茯苓、人参、白芷、石长生、白蔹、白薇各二两，卷柏、乌扇各半两，硫黄一两半

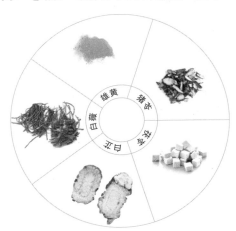

上为末，以青牛胆和，着铜器中，于甑中五斗大豆上蒸之。药成丸如麻子，每服三十丸，日二夜一。

此方首尾多金石之品，宜于西北。若大江以南，水土柔弱症多虚弱，不宜用此。恒有以乌蝎、六君、鹿茸、八味收功者，未可执此概论也。（孙思邈注）

◇ 治风癫神方

凡风癫失性，猝然倒地，吐涎沫，遗粪便，人事不知者，用下方治之。

鸱头一枚（炙），葶苈子、铅丹、虎掌、乌头、瓜蒌根各三分，甘遂、大戟（炙）、天雄（炮）、蜀椒各二分，白术一分，铁精、菌茹各一两

上共为末，蜜丸大如梧子，酒下二丸，日三。忌桃、李、雀肉、猪肉、冷水。

◇ 治羊痫风神方

猝然仆地，不省人事，口吐白沫，声如羊鸣。可用：

铅丹二两（熬成屑）、珍珠、雄黄、雌黄、水银各一两，丹砂半两

各研末，和以蜜。又捣三万杵，乃为丸，如胡头大。先食服三丸，日再。

◇ 治发狂神方

发狂为一种热病，登高而歌，见水而入，嬉笑怒骂，不绝于口，舌生

芒刺，面目火肿，治法宜用：

石膏半斤，玄参一斤，白芥子、半夏各三两，知母、甘草、人参各一两，麦冬五两，竹叶数十片

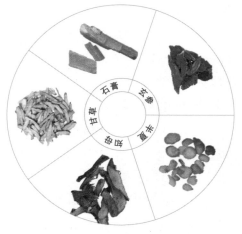

先用糯米半斤，煮汤得半锅，去米入前药煎之，得数碗。患者索水时，即与之。饮后必睡，急用：

玄参一斤，麦冬半斤

煎汤，俟醒时呼饮即与之，服后又睡。醒时仍将前滓煎汤与之。后用：

熟地黄三两，元参六两，山茱萸一两

水煎三碗，与之，一剂即愈。

◇ **治痴呆神方**

此病患者常抑郁不舒，有由愤怒而成者，有由羞恚而成者。方用：

人参、柴胡、当归、半夏、酸枣仁、菖蒲各一两，茯苓三两，白芍四两，甘草、天南星、神曲、郁金各五钱，附子一钱

水十碗，煎取一碗，强饮之。少顷困倦欲睡，任其自醒即愈。

◇ **治花癫神方**

此病多发于女子，缘肝木枯槁，内火燔盛所致，宜平肝散郁祛邪之剂。方用：

柴胡、麦冬、白芥子、当归各五钱，芍药一两，炒栀子、茯神、元参各三钱，甘草、菖蒲各一钱

水煎服，饮后即卧，卧后醒时即愈。

◇ **治牛马癫神方**

牛马癫病发时，作牛马之声，以大人居其多半。宜健胃祛痰之剂。方用：

白术五两，人参三两，甘草、生南星、半夏各一两，陈皮、附子各一钱

共为末，蜜为丸。须于病未发前服之，服后永不再发。患羊癫者，亦可先用此方治之。

◇ **治五邪神方**

凡中邪者，多由心神怯弱，外邪乘之，遂致痰迷心窍，一时猝倒，患者精神错乱，心悸跳动，妄言谵语，似有鬼神凭之。宜安神开窍，导热壮元之剂。方用：

茯神、茯苓、菖蒲、人参各三两，赤小豆四合

以水一斗，煮取二升半，分三服。

◇ **治尸厥神方**

人参一两，白术、半夏、茯苓各五钱，菖蒲一钱，陈皮五分

水煎服。

◇ **治见鬼猝倒神方**

凡人偶游神庙之内，在棺椁之旁，偶迫尸气，感中阴邪鬼魅，易致此症。宜先以：

瓜蒂、赤小豆各一两

研末。更以：

香豉一合

热汤七合，煮成稀糜，去滓取汁，和前药温顿服之，俟快吐乃止。后用：

白术一两，茯苓五钱，白薇二钱，陈皮五分，半夏、神曲、炮姜各一钱

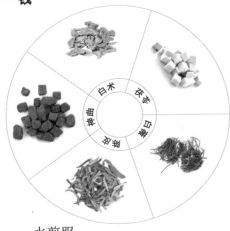

水煎服。

◇ **治男女风邪神方**

凡男女偶中风邪，男梦见女，女梦见男，梦中交欢，日久成劳。悲愁忧患，喜怒无常，日渐羸瘦，连年累

月，深久难疗。或半月或数月一发。宜散肝风，去痰湿。方用：

桑寄生三两，白术、茵芋各二两，桂心、天雄、菖蒲、细辛、茜根、附子、干姜各一两

上共捣为末。用酒服下方寸匕，日三。修合时勿令妇人，鸡犬及病者家人知见，令邪气不去，禁之为验。

◇ **治中贼风神方**

贼风者，谓冬至之日，有疾风从南方来者。人若中之，则五脏四肢及心胸腰背等处，痛不可忍，至能伤害于人，故名贼风。宜以：

桂心、防风、黄芩、干姜、茱萸、秦艽、甘草各三两

用水五升，煮取一升半，分再服，以愈为止。忌海藻，菘菜，生葱。

◇ **治历节风神方**

患此者，历节疼痛，不可忍，屈伸不得。由饮酒腠理汗出当风所致。亦有血气虚受风邪而得之者。宜用：

独活、羌活、松节等份

用酒煮，空心服。

◇ **治白虎风神方**

日夜走注，百节如啮。以：

陈醋五升，葱白三升（切）

待陈醋煎数沸，纳葱白煎一沸，滤出，以布蘸汁，乘热裹之。

◇ **治鬼箭风神方**

患者头项肩背，手足腰肢等处，

筋骨疼痛不安。用：

鲮鲤甲一钱（炒黄），泽兰三钱

酒煎服。

◇ **治骨软风神方**

患者腰膝痛不能行，且遍身瘙痒。可用：

何首乌、牛膝各一斤

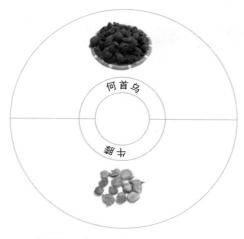

以酒一升，浸七日，取出曝干，捣为末。枣肉和丸如梧子大，每服三五十丸，空心酒下。

◇ **治鹤膝风神方**

此病初起时，膝下酸痛，渐至膝盖膨胀，股筋憔瘦。其病原为肾虚亏。可用：

新鲜白芷

酒煮成膏，每日以膏二钱，陈酒送服。再用以涂患处，至消乃止。

◇ **治鹅掌风神方**

手掌白皮，坚硬干燥，层层蜕皮，血肉外露，或痛或痒，久则难愈。用：

鸽屎、白雄鸡屎

炒研，煎水洗之。忌入口。

◇ **治鸡爪风神方**

发时手指拘挛，蜷缩如鸡爪，故名。

急于左右膝盖骨下两旁鬼眼穴（即膝眼穴）中，各灸三壮，立愈。

◇ **治大麻风神方**

本症由水枯火盛，乘天地肃杀之气所致。形虽见于皮肤，毒实积于脏腑。其候先麻木不仁，次发红斑，再次浮肿，破烂无脓，再久之则湿热生虫，脏腑，往往眉落目损，唇裂声嘶，耳鸣，足底穿，指节脱落，鼻梁崩塌。治法先以。

麻黄、紫苏叶各半斤，防风、荆芥各四两

煎汤一桶，沐浴浸洗，换新衣。然后以：

生漆、松香各半斤

和匀，盛瓦盆内，入大螃蟹七只（小者倍之），以盆一半埋入土内，日则晒之，用柳枝搅扰；夜则覆之。约二十一日而成水。再以：

雄黄半斤，蛇蜕七条，川乌、草乌（俱以姜汁浸泡）、人参、天麻各二两

共研为末，以蟹漆汁为丸，于洗浴后服之。每服三钱，陈酒送下。再饮至醉，覆被取汗，汗干后去衣，于隙地焚之，更换新衣。至午再服三钱，陈酒下，至醉。再用夏枯草蒸铺席下卧之，不取汗。次日仍如前行之，并焚去旧衣，旧草，如是七日，其病尽出，如痘如疮。再服七日，痂脱而愈。终身忌螃蟹、犬肉。

◇ **治大疬风神方**

凌霄花五钱，地龙（焙）、僵蚕（炒）、全蝎（炒）各七个

为末，每服二钱，温酒下；先以药汤浴身，次乃服药，俟出臭汗为度。

◇ **治走游风神方**

风菱壳

烧灰，研细，香油调敷，极效。

◇ **治绣球风神方**

茄一枝（连根叶）

煎汤熏洗，凡七日而脱壳，极灵效。

◇ **治疬风神方**

石硫黄三两，硇砂、生附子各二两，雄黄一两

共捣成末，以苦酒和如泥，涂疬处，干即更涂，瘥为度。

◇ **治白癜风神方**

苦参三斤，露蜂房（炙）、松脂、附子（炮）、防风各三两，栀子仁五两，乌蛇脯（炙）六两，木兰皮若干

共捣为末，一服一匕，陈酒下。

外用：

附子、天雄、乌头各三两，防风二两

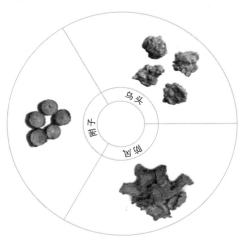

以豚脂煎膏涂之。

◇ **治白驳风神方**

多生于颈项及头面上，浸淫渐长，状类癣而无疮。治法先洗拭驳上，以竹篦刮之，使磣痛，拭干后，以干鳗鲡鱼脂涂之，轻者一次即愈，重者不逾三次。

◇ **治各种瘫痪神方**

瘫痪谓四肢不能动弹，顽痹不仁，筋骨挛缩也。治法须视其得疾之原因而异：

如因中风而瘫痪者，宜用：

鲮鲤甲、川乌头（炮）、红海蛤各二两

为末，每用半两，捣葱白为汁，和成泥饼，经约寸许，随左右贴脚心，缚定，以脚浸热汤盆中，待身汗出即去药，半月行一次，自能除根。

如因风湿而成瘫痪者，宜用：

凤仙花、柏子仁、朴硝、木瓜

煎汤洗浴，每日二三次。

因热风而起瘫痪者，可用：

羌活二升，枸子一升

为末，酒服一匕，日三。

因暑湿而成瘫痪者，用：

自然铜（烧红，酒浸一宿）、川乌头、五灵脂、苍术各一两，当归二钱

酒浸后，干研为末，酒糊丸梧子大，服七丸，酒下，觉四肢麻木始止。

◇ 治肾囊风神方

鳖甲、蛇床子、白芷各等份

研末，以香油调敷极效。

◇ 治霍乱吐痢神方

霍乱者，由温凉不调，阴阳清浊二气有相干乱之时，其乱在于肠胃之间者，因遇饮食而变，发则心腹绞痛。其有先心痛则先吐，先腹痛者则先痢，心腹俱痛，则吐痢兼发。谓之霍乱者，言其病挥霍之间便致撩乱也。宜急用：

半夏、人参各三两，附子（炮）、干姜（炮）各四两，桔梗二两

共捣为末，为丸如梧子，以苦酒下二丸，不瘥复服。如霍乱已死，上屋唤魂，又以诸治皆至，而独不瘥者，可捧病患腹之，伸臂对以绳度两头肘尖头，根据绳下夹背脊不骨穴中，去脊各一寸，灸之百壮，可治者，可灸肘椎（肘椎为华佗发明的经外奇穴，取法：俯卧，以绳量两肘尖，当脊中是一穴，两旁各开一寸共三穴）。已试数百人，皆灸毕即起坐。

◇ 治霍乱转筋神方

转筋者，由冷气入于筋故也。凡霍乱大吐痢之后，阴阳俱虚，则手足逆冷，而营卫不理，冷搏于筋，则筋为之转。急用：

吴茱萸一升，甘草（炙）、干姜（炮）、桂心各二两，蓼子一把，乱发一两（烧）

以水七升，煮取二升三合，去滓，分温三服。服毕相去如人行六、七里，并灸蹶心（蹶心即足心涌泉穴），当姆指大聚筋上六七壮，名涌泉。又灸足大趾下约中一壮，神验。

◇ 治霍乱干呕神方

干呕者，谓欲呕而无出也。用：

厚朴（炙）二两，生姜、枳实（炙）各三两

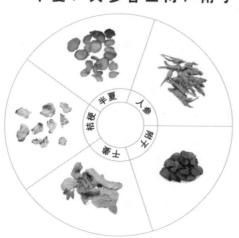

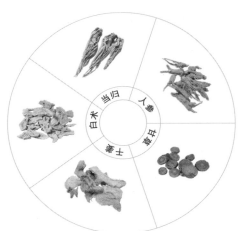

以水六升，煮取二升，分三服。并灸手腕后三寸，两筋间左右各七壮，名间使。若正厥呕绝，灸之便通。

◇ 治霍乱腹痛神方

人参、干姜（炮）、甘草（炙）、白术各三两，当归、芍药各二两

以水三升，去滓，温服一升，日三。

◇ 治霍乱四逆神方

霍乱大吐大下后，其肠胃俱虚，乃主汗出，其脉欲绝，手足皆冷者，各为四逆。宜急用：

吴茱萸、细辛、通草、甘草（炙）、葛根各二两，当归、桂心、芍药各三两，生姜八两

以水六升，酒六升，合煮取三升，分四服。并灸两足内踝上一尖骨是也，两足各七壮，不愈加数。名三阴交，在内踝尖上三寸是也。

◇ 治霍乱烦躁神方

其症为霍乱吐下之后，烦躁而不得安卧。用：

葱白二十茎，大枣二十枚

以水二升半，煮取一升，去滓，顿服之。

◇ 治霍乱烦渴神方

本症因大吐之后，上焦虚气不调，气乘于心，则烦闷也。大利之后，则津液竭，津液竭则脏燥，脏燥则渴也。可用：

木瓜一枚

以水四升，煮取二升，渴则即令饮之。根茎亦可用之。

◇ 治干霍乱神方

凡霍乱多吐痢，若上不得吐，下不得痢，腹痛欲死者，名干霍乱。宜用。

盐一匕熬令色黄，和童溺一碗，温服之，俟能吐即愈。（吐法烧盐方，先将铁锅烧红，然后将食盐放入，反复搅拌，即以取出开水沏入，饮下探吐，有效）

◇ 治绞肠痧神方

马粪一两（炒黑）

入黄土一撮，微炒，以陈酒热服五钱，一剂即痛去如失。

◇ 治噤口痧神方

患者寂无声息。宜先用瓷匕浸于热水与香油汁中，在背心自上而下刮之。始轻后重，俟刮之痧点起块乃止。再用：

乌药、青皮、陈皮、山楂、厚朴

上五味，等份，温服。

◇ 治羊毛痧神方

患者腹胀痛，延及背心或腰胯，如有芒刺。可用烧酒坛头泥土，研之极细，和烧酒擦痛处，即有细白毛粘于其上。（羊毛痧，一般用挑法，挑出肌肉纤维，颇似羊毛，故有此名。华佗之法，减少挑时之痛苦，更妙）

◇ 治瘖痧神方

患者满身胀痛，面色暗沉，各部皆现黑斑，是为毒在脏腑，以致气滞血凝。方用：

苏木、延胡索、五灵脂、天仙子、萝卜子各一两，三棱、莪术、姜黄、陈皮、槟榔、枳实、厚朴各七钱，乌药五钱，香附四钱，沉香、降香各三钱，阿魏二钱

捣细末为丸如绿豆大，每服十五丸，砂仁汤下。

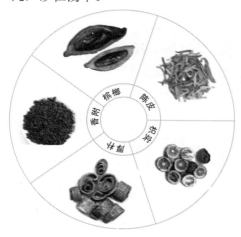

◇ 治斑痧神方

患者头眩眼花，恶心呕吐，身有紫斑，痧在肉内。治法先以治噤口痧法。次以：

天花粉、牡丹皮、薄荷、地骨皮、栀子、玄参、细辛

七味等份，煎服。（南方多痧症，北方少见。"等份"即所用各药的分量均相等，例如此七味，均用10克，即可生效。"兼服"即刮痧更兼服此药）

◇ 治各种痧症神方

初起时多半腹痛，亦有并不痛，只觉昏沉胀闷者。切忌服姜。急用：

南蛇藤

煎水冲酒服之。（南蛇藤，即石南藤。李时珍说："白花蛇喜食其叶。"华佗早知之矣，可见华佗知识之渊博）

◇ 治夏季中暑神方

人参一两，青蒿三两，香薷三钱，白术五钱

水煎服，极有效。

如中暑发狂，气喘，汗如雨下。宜急用：

人参、石膏各四两，黄连三钱

水煎服一剂而神定，二剂而汗止。

若中暑猝倒，心痛欲死者。宜急用：

青蒿一两，黄连、人参、白术各

三钱，茯神、藿香各五钱，香薷、半夏各一钱

水煎服，一剂而痛即止。

又如中暑忽倒，口吐白沫，将欲发狂，身如火烧，紫斑烂然者，多不可救。宜急用：

玄参、麦冬各三两，天冬、青蒿各一两，升麻、荆芥、黄连、黄芩各三钱

水煎服，一剂而斑色变淡，三剂而斑色褪尽矣。

◇ 治核子瘟神方

生石膏一两，玄参、野菊花、金银花、连翘、牡丹皮各四钱，薄荷、射干、贝母各二钱，甘草一钱

清水煎服，至愈而止。

◇ 治大头瘟神方

延胡索一钱五分，皂角、川芎各一钱，藜芦五分，踯躅花二钱五分

共为末，用纸捻蘸药，探入鼻中。取嚏即愈，无嚏者难治。

◇ 治虾蟆瘟神方

患者面赤项肿，状似虾蟆，故名。即用：

青蛙

捣汁水调，空心顿服，极效。

◇ 治肺热瘟神方

西牛黄一分（吞），当门子二厘（吞），老梅冰片一分（吞），大黄、芒硝各五钱，犀牛角一钱

服之。

◇ 避疫酒神方

大黄十五铢，白术、桂心各十八铢，桔梗、蜀椒各十五铢，乌头六铢，菝葜十二铢

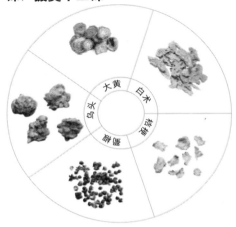

上捣末，盛绛袋中，以十二月晦日中悬深井中，令至泥，正月朔旦平晓出药，置酒中煎数沸，于东向户中饮之。一人饮一家无疫，一家饮，一里无疫。

◇ 避瘟丹神方

雄黄、雌黄、鬼臼、曾青、珍珠、丹砂、虎头骨、桔梗、白术、女青、川芎、白芷、鬼督邮、芜荑、鬼箭羽、藜芦、菖蒲、皂荚各一两

上十八味末之，蜜丸如弹子大，绢袋，男左女右戴之，猝中恶病及时疫，吞如梧子一丸，烧弹大一丸户内，极效。

◇ 治水谷痢神方

人参、地榆、厚朴（炙）、干姜、乌梅（熬）各六分，白术、当归

各五分，赤石脂、龙骨各七分

上共捣为末，蜜为丸如梧子大，米饮汁下二十丸，日三服。

◇ 治水痢神方

茯苓、白龙骨、诃黎勒皮、黄连、酸石榴皮各八分

上捣筛为末，蜜为丸如梧子大，空心服三十丸，日再服，瘥止。

◇ 治冷痢神方

冷痢者，由肠胃虚弱，受于寒气，肠虚则泄，故为冷痢。凡痢色青色、白色及黑色皆为冷也。诊其脉，沉则生，浮则死。方用：

黄连二两，甘草（炙）、附子（炮）、阿胶（炙）各半两

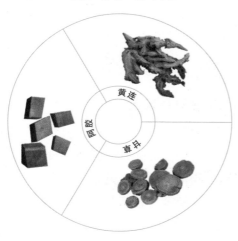

水三升，煮取一升半，分二服之。

◇ 治白滞痢神方

白滞痢者，为肠虚而冷气客之，搏于肠间，津液凝滞成白者。宜用：

赤石脂八两，干姜、龙骨、当归

各三两，附子（炮）、牡蛎（熬）各二两，芍药、甘草（炙）各一两，人参一两半，白术一升

先以水一斗二升，煮白术取九升，内药煮取三升，分为三服；胀者加厚朴三两；呕者加陈皮二两。

◇ 治冷热痢神方

冷热痢者，其痢乍黄乍白，由肠胃虚弱，宿有寒而为客热所伤，冷热相乘而致。方用：

香豉一升，白术六两，薤白一升，升麻二两

以水七升，煮取二升半，分为三服。

◇ 治热毒痢神方

苦参、橘皮、独活、阿胶（炙）、蓝青、黄连、鬼箭羽、黄柏、甘草

上等份捣末，蜜烊胶为丸如梧子，水下十丸，日三。或以：生犀角、酸石榴皮、枳实

共为末，每服二三寸匕，日再。

◇ 治赤痢神方

香淡豉半升，黄连一升

先以水一升半，浸豉一日，滤取汁，碎黄连，薄绵裹豉汁中，煎取半升，空腹顿服，即止。

◇ 治久痢神方

久患赤痢，连年不愈。以：

地榆、鼠尾草各一两

用水二升，煮取一升，分为二服。

如不瘥，取屋尘，水尽去滓，服一升，日二服。

◇ 治赤白痢神方

凡痢皆由营卫不足，肠胃虚弱，冷热之气，乘虚入于肠间，肠虚则泄，故为痢也。热乘于血，血渗肠内，则为赤痢；冷气搏于肠间，津液凝滞，则为白痢；冷热相交，则赤白相杂。宜用：

鹿茸、干姜各二分，石榴皮二两，枣核中仁七枚，赤地利一两（烧灰）

上共捣为散，先食饮服方寸匕，日三夜一，若下数者，可五六服。

（赤地利，《图经》名山荞麦。《纲目》名赤薜荔。主治赤白冷热诸痢，痈毒恶疮）

◇ 治五色痢神方

酸石榴皮五个，莲子捣汁二升

每服五合，神效。

◇ 治休息痢神方

肠胃虚弱，易为冷热所乘，其邪气或动或静，故其痢乍发乍止。宜用：

黄连二两，龙骨（如鸡子大）一枚，阿胶如掌大（炙），熟艾一把

上四味，水五升，煮三物，取二升，去滓。乃纳胶烊之，分再服。

◇ 治噤口痢神方

木鳖子六枚

去壳，取净仁研泥，分作二份；用面烧饼一枚，切作两半，以半饼作一窍，其药纳中，乘热覆患者脐，约炊许，再换其半，痢止即思食。

◇ 治疟疾神方

常山、甘草（炙）、大黄、桂心各四分

上四味末之，蜜为丸，如兔屎，每欲发，服六丸，饮下之。欲服药，先进少热粥良。

◇ 治温疟神方

凡疟疾先寒而后热者曰寒疟，因先伤于寒而后伤于风也；若先伤于风而后伤于寒，则先热而后寒，名曰温疟。方用：

知母六两，石膏一斤，甘草二两（炙），粳米六合

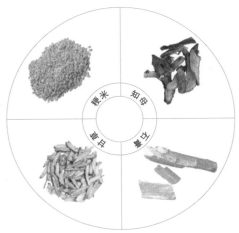

上四味，以水一斗二升，煮取米烂，去滓。加桂心三两，煎取三升，

分温三服，覆令汗，先寒发热，汗出者愈。

◇ 治山瘴疟神方

本症生于岭南，带山瘴之气也。重于伤暑之疟。宜用：

蜀漆、知母、升麻、白薇、地骨皮、麦冬各五分，乌梅肉、鳖甲（炙）、葳蕤各四分，石膏、甘草（炙）各三分，常山六分，豆豉一合（熬）

上捣为末，蜜和丸如梧子大，饮下十丸，日再服，加至二十丸，此方用无不瘥。

◇ 治间日疟神方

大黄三分，常山、甘草（炙）各一分半

上三味以水三升，煮取一升，去滓，更以水二升，煮滓取一升；未发服醨，醨是后煮，接着服用醇，醇为先煎。病情即可好转。

◇ 治三日疟神方

陈香橼一枚（去顶皮）

入研细明雄黄，同纳火中煅之，取出研极细，每服七分，干咽下，不用水。

◇ 治三阴疟神方

凡疟过正午而发者，谓之三阴疟。用：

花椒二钱五分，朱砂一钱二分五厘，麝香、冰片各三分

共末之，分掺二膏药，一贴背脊第三椎肺俞穴，一贴当胸，极效。

◇ 治劳疟神方

疟积久不愈，则表里俱虚，客邪未散，真气不复，故疾虽暂闲，少劳便发，谓之劳疟。

鳖甲（炙）、蜀漆、知母各二两，常山三两，乌贼鱼骨、附子、蜀椒各一两

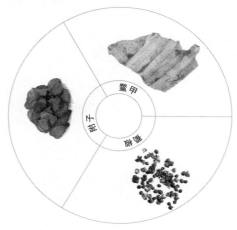

上七味以酒三斗浸一宿，平日服一合，稍稍加至二合，日三四服。

◇ 治久疟神方

龙骨一两，常山三两，大黄二两，附子二分（炮）

上末之，以鸡子黄丸如梧子大，先发、临发各饮服五丸，无不断。忌生葱、生菜、猪肉等。

◇ 治水肿神方

葶苈子（炒黑），甘遂各一两，吴茱萸四两

上三味别捣，异下筛，和以蜜，丸如梧子，服五丸。

风水者，由肾脾气虚弱所为，肾劳则虚，虚则汗出，汗出逢风，风气内入，还客于肾，脾虚又不能制于水，故水散溢皮肤。又与风湿相搏，故云风水也。其候全身浮肿如裹水之状。方用：

木防己、白术各四两，黄芪五两，生姜三两，甘草二两（炙），大枣二十枚

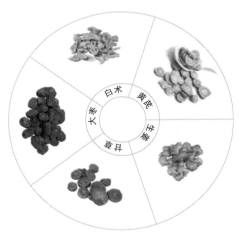

上六味，以水六升，煮取二升，分三服。喘者加麻黄；身重胃中不和者加芍药；气上冲者加桂心；下久寒者加细辛、防己、黄芪为本。服药欲解，当如虫行皮中状，从腰以下冷如冰，服汤后坐被上，又以一被绕腰温下，令得汗，汗出则愈。

◇ **治水通身肿神方**

麻子五升，商陆一斤，防风三两，附子一两（炮），赤小豆三升

先捣麻子令热，以水三斗煮麻子，取一斗三升，去滓，纳药及豆；合煮取四升，去滓食豆，饮汁，日再。

◇ **治水气肿鼓胀神方**

葶苈子七两（熬），甘遂五两，茯苓、椒目各三两，吴茱萸二两

上捣末，蜜和丸，如梧子大，以饮服五丸，日三服，不知稍加丸，以利为度。

◇ **治病后浮肿神方**

选家鹜（wù，鸭子）之年久者三只，加厚朴蒸食之，极有效。惟体虚者勿服。

◇ **治水臌神方**

水臌者，谓满身皆水，按之如泥者是。不急治，则水蓄于四肢，不得从膀胱出，变为死症而不治。方用：

牵牛、甘遂各二钱，肉桂三分，车前子一两

水煎服。一剂则水流升余，二剂则愈。断不可与三剂。病后宜以参术之品补脾，更须忌食盐。

◇ **治气臌神方**

气臌者，乃气虚作肿，症一如水臌之状，第按之皮肉，则不如泥耳。先起于足面，渐及于上身与头面。治法宜健脾行气，辅以利水之剂，与治水臌法大异。方用：

白术、薏苡仁、茯苓各一两，人参、山药、车前子、神曲、莱菔子各一钱，枳壳五分，甘草、肉桂各一分

水煎服，日服一剂，十剂觉气渐舒，三十剂而痊愈。亦禁忌食盐，须于三月后用之，犯则不救。

◇ 虫臌神方

患者小腹微痛，四肢浮胀，面红而带黑，壮如虫蚀，眼下无卧蚕微肿之形，是为本症之候。治宜杀虫，虫去则鼓胀自消。方用：

雷丸、神曲、茯苓、白矾各三钱，车前子五钱，当归、鳖甲、醋炙地栗粉各一两

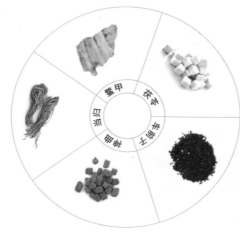

一剂即下虫无数，二剂而虫尽。愈后乃须补脾，以防再发。

◇ 治血臌神方

本证之原因，或由倾跌后血瘀不散，或因郁忧而血结不行，遂致腹中结成血臌。倘不明证治之法，而妄用治水治气之法治之，其患匪少。治宜消瘀荡秽。方用：

水蛭三钱（炒末），雷丸、红花、枳实、白芍、牛膝各三钱，桃仁

四十粒（去皮尖捣碎），当归二两

水煎服，一剂即下血斗余，再剂则血尽而愈。愈后宜补气血之剂调理之，否则恐成干枯之症。

◇ 治脚气初发神方

脚气病者，皆由感风毒所致。凡湿冷之地久立与久坐，皆能使热湿与冷湿之气入于经络，始从足起，渐及小腹，甚乃上攻心胸，若不急治，逐至杀人。宜于其初发时，即以胡麻叶，捣，蒸，薄裹，日二易即消；若冬月取蒴藋（乌头苗）根切捣，和糟三分，根一分（"糟三分，根一分"，即3：1），合蒸令热，裹如前法，效。

◇ 治脚气冲心神方

凡遇脚气攻心，腹胀气急则死。急用：

吴茱萸三升，木瓜二合，槟榔二十颗，竹叶二升

上四味以水一斗，煮取三升，分三服，得快利，急瘥。忌生菜，熟面，荞麦，蒜等物。

外用：

糜穰一石纳釜中，煮取浓汁，去滓。纳椒目一斗，更煎十余沸，浸脚三两度，如冷温浸洗，瘥止。

◇ 治脚气肿满神方

大豆二升（以水一斗，煮取五升，去豆），桑白皮一握，槟榔二十七枚，茯苓二两

将上列四味，以豆汁浸经宿，煮取二升，去滓。添酒二合，纳药中，随多少服之。忌酢物。

◇ 治脚气心腹胀急神方

本症系风湿热毒，从脚上入于内，与脏气相搏，结聚不散，故心腹胀急。治宜下气消胀。方用：

昆布八两，射干四两，羚羊角、橘皮各三两，茯苓、干姜各一两，荜茇、吴茱萸、大黄各六分，杏仁（去皮尖）五分

上捣末，蜜和为丸如梧子大，饮服十五丸，利多服七丸，以意消息。不能食者，加白术六分，神曲末十分。气发服已，前丸得定，如不定作槟榔皮汤压之。忌酢物。

◇ 治脚气痹挛神方

脚气病有挟风毒者，则风毒搏于筋，筋为之挛；风湿乘于血，则痹；故令痹挛也。下方专治风虚气满，脚疼冷痹挛弱，不能行。

石斛、丹参各五两，侧子、秦艽、杜仲、山茱萸、牛膝各四两，桂心、干姜、羌活、川芎、橘皮、椒、黄芪、白前、茵芋、当归各三两，防风二两，薏苡仁一升，五加皮根五两，钟乳八两

上二十一味，以绢袋盛之，浸清酒四斗内三日，初服三合，日再，稍稍加之，以知为度。忌猪肉，冷水，生葱。

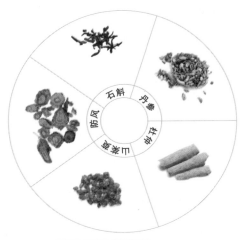

◇ 治老人脚气神方

猪胃一具

洗净，细切，水洗布绞干，和蒜、椒、酱、醋四味常食之。

◇ 治诸黄症神方

诸黄病者，谓一身尽疼，发热面色润黄。此由寒湿在表，则热蓄于脾胃，腠理不开，瘀热与宿谷相搏，郁蒸不得消，则大小便不通，故身体面目皆变黄色。其类别有黄疸、黑疸、赤疸、谷疸、白疸、马黄等。宜用：

瓜蒂、赤小豆各二十七枚，秫米二十七粒

上捣为散，取如大豆粒，吹鼻中。

◇ 治急黄神方

脾胃有热，谷气郁蒸，因为热毒所加，故猝然发黄。心满气喘，发于顷刻，故云急黄。有得病即身体面目发黄者；有其初不知，直至死后而身现黄者。其候得病时，但发热、心颤者是急黄也。治用：

赤小豆、丁香、黍米、瓜蒂各二十七枚，麝香、薰陆香等份（别研），青布二方寸（烧为灰）

上捣为散，饮服一钱匕，则下黄水，其黄即定。忌生冷，熟面，黏食，陈糗，等等。[糗（qiǔ），炒熟的米麦，干粮等]

◇ 治黄疸神方

患者身体、面目、爪甲及小便皆黄，由饮酒过度所致。方用：

茵陈、柴胡各四两，升麻、黄芩、大黄各三两，龙胆草二两

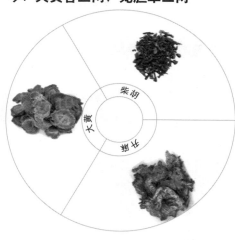

以水九升，煮取三升，分三服。若身体羸，去大黄，加栀子仁五六两，生地黄一升。

◇ 治阴黄神方

患者身目色黄，头痛而不发热，其病原为阳气伏，阴气盛，热毒乘之所致。治宜用：

茵陈四两，白鲜皮、黄芩、芍

药、青木香、柴胡、枳实（炙）、黄连、土瓜根、大青各三分

上十四味，捣筛为散，煮茅根饮待冷，平旦空腹，以茅根饮服五钱匕，一服少间，当一两行微利，利后煮稀葱豉粥食之，利多以意渐减，常取微泄，利通一两行为度，瘥止。

◇ 治酒疸神方

患者身目发黄，心中懊痛，足胫满，小便黄，面发赤斑，其原为虚劳之人，饮酒多，进谷少，脉浮者先吐之，沉弦者先下之。方用：

栀子七枚，枳实五枚，香豉一升，大黄一两

以水六升，煮取二升，去滓，温服七合，日三服。

◇ 治谷疸神方

患者每于食毕后，头眩心忪，怫郁不安而发。其原为失饥大食，胃气冲熏所致。可用：

茵陈四两，大黄二两，栀子七枚

先以水一斗，煮取茵陈六升，再用其汁煎余药得二升，分为三服，黄从小便去，病出立愈。

◇ 治劳疸神方

劳疸者，谓因劳而得也。方用：

苦参三两，龙胆草二两，栀子三七枚

上捣末，猪胆和为丸如梧子大，一服五丸，日三四服，以饮汁下之。

◇ 治女疸神方

患者身目皆黄，发热恶寒，小腹满急，小便困难，其原因为大劳大热而房事，房事毕入水所致也。治用：

硝石、枯矾

二味，捣末，以大麦粥汁和服方寸匕，日三。覆被取汗，病随大小便去。

◇ 治黑疸神方

此症为患黄疸、酒疸、女疸、劳疸积久而变成者。患者身体尽黄，额上反黑，足下热，大便黑者是也。治用：

赤小豆三十枚，茯苓六铢，瓜蒂四铢，雄黄二铢，甘草半两（炙），女萎四铢

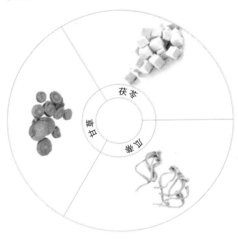

上六味，先以水三升，煮小豆、茯苓取八合汁；捣后四药为散，去前汁调半钱匕，适寒温服之，须臾当吐，吐则愈。

◇ 治五蒸神方

蒸者系附骨热毒之气，皆为死之端渐，约举其类，有五蒸焉。一曰骨蒸，其根在肾；二曰脉蒸，其根在心；三曰皮蒸，其根在肺；四曰肉蒸，其根在脾；五曰内蒸，其根在五脏六腑之中。解治之法用：

石膏五两，茯苓、干地黄、葛根各三两，人参、黄芩、知母各二两，甘草一两（炙）

上以水九升，煮取二升半，分为三服。

◇ 治骨蒸神方

凡男子因五劳七伤，或缘肺壅瘴疟之后，宿患痃癖。妇人因产后虚劳，漏汗寒热，或为月闭不通，因兹渐渐瘦损。初者盗汗，后则寒热往来，渐增咳嗽，面色苍白，两颊有时赤如胭脂。此病不治者多。宜急用：

青蒿苗（六月六日采）、知母、黄连、大黄、栀子仁、瓜蒌、常山、葳蕤各八分，苦参皮十二分，甘草（炙）、蜀漆（洗）各五分

上捣末，蜜和丸如梧子，饮服五丸，渐加至十五丸，日再，以知为度。

◇ 治瘦病神方

凡虚劳之人精髓枯竭，气血虚弱，不能充盛肌肤，故羸瘦也。且其候多脚手酸疼，口干壮热。方用：

獭肝（炙）六分，天灵盖

（烧）、生犀角（屑）、前胡、升麻各四分，松脂甘草（炙）各五分，枳实（炙）四分

上捣筛，蜜和丸如梧子，空腹以小便浸豉汁下二十丸，日再。

◇ **治传尸神方**

此病多系临尸哭泣，尸气入腹，连绵或五年三年，微劳即发，不除其根，祸堪灭门。方用：

獭肝（破干炙）一具，鳖甲（炙）、野狸头（炙）各一枚，汉防己一两半，蜀漆（洗）、麦门（去心）、甘草（炙）各一两

上捣筛，以羊肾脂二分，和蜜一分，烊和为丸如梧子，服十丸，加至十五丸，日再，以饮下之。其药合和讫，一分着头边，一分悬门额上，一分系臂上，先服头边，次服臂上，次服门上者，大验。忌海藻，菘菜，苋菜。

◇ **治飞尸神方**

飞尸者，发无由，忽然而至，若飞走之疾，故云。其候心腹刺痛，气息喘急胀满，上冲心胸。治用：

细辛、天雄（炮）、莽草各一分，珍珠、雄黄各二分，桂心三分，附子（炮）、干姜、乌头（炮）

上捣散，服五分匕，不知稍增，用陈酒下。忌猪肉，冷水，生葱，生菜。

◇ **治遁尸神方**

遁尸者，言其停遁起人肌肉血脉之间，有触即发，久而不消，故名。其候略同飞尸。治用：

鹳骨（炙）三寸，羚羊鼻（炙令焦）二枚，蜥蜴（炙）一枚，斑蝥（去翅足熬）十四枚，芫青（去翅足熬）二枚，鸡屎白（熬）三两，藜芦（去芦头熬令黄）、干姜各一两，巴豆（去心皮熬令黑）五枚，麝香二分

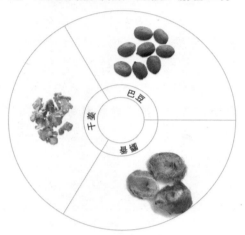

上捣末，蜜和丸如小豆，空腹以饮服三丸，日二服，稍加至六七丸，以知为度，至吐痢乃止。

◇ **治鬼魅精魅神方**

人为鬼物所魅，则好悲而心自动。或心乱如醉，狂言惊怖，向壁悲啼，梦寐喜魇，或与鬼神交通。病者乍寒乍热，心腹满，短气不能食。治宜杀鬼之剂。

丹砂、龙骨、雄黄、马目毒公、鬼箭各五两，鬼臼二两，赤小豆三

中医经典华佗神方

两，芫青一枚，桃仁（去皮尖熬别研）百枚

上九味捣下筛，别研雄黄、丹砂、细绢丝合诸药，拌令和调后，纳蜡和之，大如弹丸，绛囊盛之，系臂，男左女右，小儿系头。合药勿令妇人鸡犬见之，所服蜜和丸如梧子，一日服三丸，日三。忌五辛生血物。

◇ 治鬼神交通神方

男女梦与鬼神交通，致心神恍惚者。用：

鹿角屑

酒服三撮，日三。

◇ 治盗汗神方

盗汗者，因睡眠而身体流汗也。此由阳虚所致，久不已，令人羸瘠枯瘦，心气不足，亡津液故也。方用：

麻黄根、牡蛎（碎之绵裹）各三两，黄芪、人参各二两，枸杞根、白皮、龙骨各四两，大枣七枚

上以水六升，煮取二升五合，去滓，分温六服，如人行八九里久，中

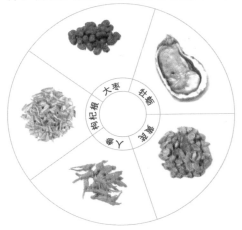

间任食，一日令尽。禁蒜等物。

◇ 治不眠神方

灯心草一握

睡前煎汤代茶饮，即得安睡。

◇ 治咳嗽神方

紫菀五钱，五味子一两，桂心、甘草（炙）各二两，麻黄（去节）、干姜各四两，杏仁（去皮尖碎之）七十枚

上药以水九升，煎取二升半，去滓，温服七合，日三。

◇ 治五嗽神方

五嗽者，谓上气嗽、饮嗽、燥嗽、冷嗽、邪嗽等是也。方用：

皂荚（炙）、干姜、桂心等份

末之，蜜和丸如梧子，服三丸。酒饮俱可，日三。忌葱。

◇ 治新久咳神方

款冬花、干姜、芫花根各二两，五味子、紫菀各三两

先以水煎三味取三升半，去滓纳芫花、干姜，加白蜜三升，合投汤中，令调，于铜器中微火煎如饴，可一升半，服枣核大含之，日三服。曾数用甚良。忌蒜、面、腥、腻。

◇ 治热咳神方

杏仁（去皮尖炒研）四十枚，柴胡四两，紫苏子一升，橘皮一两

上以水一斗，煮三升，分三服。

◇ 治冷咳神方

芫花、干姜各二两，白蜜二升

先以前二味为散，纳蜜中搅令和，微火煎令如糜，服如枣核一枚，日三夜一。欲瘥者多服。

◇ 治积年久咳神方

香豉（熬）四分，杏仁（去尖皮）二分，紫菀、桂心各三分，甘草（炙）八分，干姜二分，细辛三分，吴茱萸二分

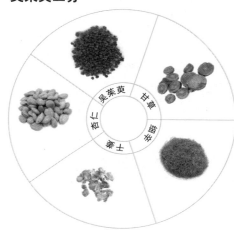

上为末，蜜和丸如梧子，服四丸，日三，不知增之，能含嚼，咽汁亦佳。

◇ 治干咳神方

熟瓜蒌、白矾

用熟瓜蒌捣汁，入蜜加白矾熬膏，含化，极效。

◇ 治咳嗽有痰神方

芫花二两

煮汁，去滓。和饴糖熬膏，每服枣许，神效。

◇ 治咳嗽脓血神方

人参二分，瓜蒂三分，杜仲五分

上捣末，平旦空服，以热汤服方寸匕。当吐痰水恶汁一二升，吐已复煮白粥食，痰水未尽，停三日更进一剂。

◇ 治老年咳嗽神方

杏仁（去皮尖）、核桃肉各等份

蜜丸弹子大，每服一丸，细嚼姜汤下。

◇ 治肺热兼咳神方

生地黄汁、生麦冬各三升，生姜汁一合，酥、白蜜各二合

先煎地黄、麦冬、姜汁，三分可减一分，纳酥、蜜煎如稀汤，纳贝母末八分，紫菀末四分，搅令调。一服一匙，日二夜一。

◇ 治肺热咳痰神方

半夏、瓜蒌各一两

上为末，姜汁丸如梧子大，每服二三十丸，热汤下。

◇ 治喘嗽神方

蒲颓叶（焙干）

碾为细末，米饮调服，二钱取瘥。

◇ 治气喘神方

杏仁、桃仁各半两

上药去皮尖炒研，水调生面，和丸如梧子大，每服十丸，姜蜜汤下，微利为度。

◇ 治痰喘神方

半夏二钱，甘草（炙）、皂角各一钱五分，生姜一钱

水煎服，至愈乃止。

◇ 治气喘上逆神方

本症人多以为气盛有余，不知实为气虚不足，稍有错误，去生便远。宜用：

人参一两，牛膝三钱，熟地黄、麦冬各五钱，生萸萸四钱，枸杞子、北五味各一钱，核桃三枚，生姜五片

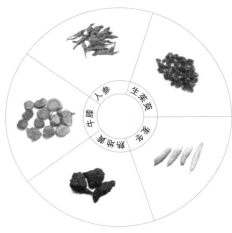

水煎服。

◇ 治风痰神方

知母、贝母各一两

为末，每服一钱，用姜三片，二面蘸末，细嚼咽下，即卧，其嗽立止。

◇ 治气痰神方

南星曲、半夏曲、陈皮各一两

上三味，捣筛，姜汁和丸如梧子，每服四十丸，姜汤下。

◇ 治痰哮神方

海带四两

浸透煎汁，调饴糖服，有效。

◇ 治哮喘神方

白凤仙花一棵

连根叶捣汁，与烧酒等量相和，曝日候温。以手蘸汁拍膏肓穴，初觉微冷，旋热旋辣，继而微痛，乃止。以巾拭干，毋令感风，续行数日，轻者当愈。

◇ 治喘急神方

桔梗一两

捣为散，用童子小便半升，煎取四合，去滓温服。

◇ 治年深气喘神方

鸡卵、童便

将鸡卵略敲损，浸童便中三四日，煮食良。

◇ 治肺痿喘嗽神方

生天冬（捣取汁）、陈酒各一升，饴糖一斤，紫菀四合

上共置铜器中，于汤上煎；可丸服如杏仁一丸，日三。忌鲤鱼。

◇ 治肺痿喘嗽神方

防己末二钱，浆水一钱

煎七分细呷。

◇ 治肺胀上气神方

患者肺胀气急，咳嗽喘粗，眠卧不得，势极沉重，气似欲绝。宜用：

紫菀六分，甘草（炙）、茯苓各八分，槟榔七枚，葶苈子（炒）三合

上以水六升，煮取二升半，去滓，分三服，以快利为度。

◇ 治肺痈咳唾神方

胸中满而振寒，脉数，咽干不渴，时出浊唾腥臭，久久吐脓，如粳米者，是为肺痈之候。治宜用：

桔梗、贝母各三分，巴豆一分（去皮心熬研作脂）

上捣筛，强人饮服半钱匕，羸人减之。若病在膈上者必吐，膈下者必痢，饮冷水一杯则定。忌猪肉、芦笋等。

◇ 治肺虚咳嗽神方

木鳖子、款冬花各一两

同为末，每日三钱焚之，吸其烟，良久吐涎，以茶润喉，五六次即愈。

◇ 治久嗽喘急神方

知母、杏仁（姜水泡去尖隔纸炒之）各五钱

以水一碗半，煎取一碗，食后温服。次以：

莱菔子、杏仁等份

为末，糊丸。每服五十丸，姜汤下。

◇ 治咳嗽唾血神方

钟乳、白石英、半夏各五两，牡蛎（熬）、桂心、生姜各六两，射干、桃仁（去皮尖）、贝母、橘皮、百部根、五味子各三两，款冬花、甘草（炙）、厚朴（炙）各二两，羊肺一具

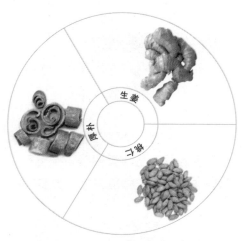

先以水二斗三升煮羊肺，煮取一斗，去肺纳药，取三升，分四服，日三夜一。忌羊肉。

◇ 治肺痈咯血神方

薏苡仁三合

捣烂，水两大碗。煎取一碗，入酒少许，分二次服之。

◇ 治肺痿咯血神方

防己、葶苈子

上药等份为散，每服一钱，米饮汤下。

◇ 治肺损咯血神方

香附一钱

为末，米汤下，日二服。

◇ 治痰中带血神方

款冬花、百合等份

为末。蜜和为丸如弹丸大，临睡嚼一丸，姜汤下。

◇ 治积热吐血神方

马勃

研末，砂糖和丸，如弹子大，每

服半丸，冷水送下。

◇ **治劳心吐血神方**

莲心七枚，糯米半两

共为末，陈酒下。

◇ **治心痛神方**

吴茱萸、干姜各一两半，桂心、人参、橘皮、蜀椒、甘草（炙）、黄芩、当归、白术各一两，附子（炮）一两半

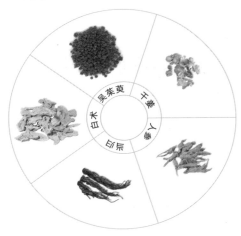

上捣筛为散，蜜和丸如梧子，每服五丸，日三服，稍加至十二丸。

◇ **治九种心痛神方**

九种心痛者，一虫心痛；二注心痛；三气心痛；四悸心痛；五食心痛；六饮心痛；七冷心痛；八热心痛；九去来心痛。下方悉主之：

附子（炮）、巴豆仁（去心皮熬）、人参、生野狼毒（炙令极香）、吴茱萸、干姜各一两

捣末，蜜和丸如梧子，空腹服三丸，弱者二丸，一日一服。

◇ **治诸虫心痛神方**

鹤虱、当归、桔梗、芍药、橘皮各八分，槟榔十分，人参、桂心各六分

上捣筛为散，空腹煮姜枣服方寸匕，渐加至二匕。

◇ **治猝心痛神方**

苦参、龙胆、升麻各二两，栀子仁三两

用苦酒五升，煮取一升，分二服，当大吐乃瘥。

◇ **治心背彻痛神方**

乌头（炮去皮）、赤石脂、干姜各二分，附子（炮去皮）、蜀椒各一分

上为末，蜜和丸如麻子，先食服三丸，少少加之。

◇ **治久心痛神方**

雷丸、鹤虱、贯众、野狼牙、桂心、当归各八分

上捣为散，空腹煮蜜水半鸡子许，服方寸匕，日二服。若重不过三剂，则瘥。

◇ **治腹痛神方**

当归三两，甘草（炙）二两，人参、大黄各一两，芍药八分，干姜六分，茱萸五分，桂心三分

以水六升，煮取三升，去滓，温服一升，日三。

◇ **治肝胃气痛神方**

香附子（炒）五两，乌药（炮）

二两

共研细末，水醋煮蒸饼和丸梧子大，每服二三钱，白汤下。

◇ **治心腹俱痛神方**

凡心腹俱胀痛，知气欲死，或已绝，取下方服立效。

栀子十四枚，豉七合

先以水二升，煮豉取一升二合，去滓纳栀子，更煎八合，去滓，服半升，不愈者尽服之。

◇ **治腰痛神方**

桑寄生、独活、桂心各四两，黑狗肾、杜仲各五两，附子（炮）、芍药、石斛、牛膝、白术、人参各三两，甘草（炙）二两，川芎一两

以水一斗，煮取三升，分三服。

◇ **治肾虚腰痛神方**

牡丹皮（去心）二分，萆薢、白术各三分

上为散，以酒服方寸匕。亦可作汤服之。

◇ **治虚寒腰痛神方**

虚寒腰痛，内用：

八角茴香

研末，酒服下。

外以糯米炒热袋盛之，熨痛处。

◇ **治风湿腰痛神方**

麻黄（去节）、甘草（炙）各二两，独活、防风、桂心、瓜蒌、干葛各三两，芍药四两，干地黄五两，生姜六两

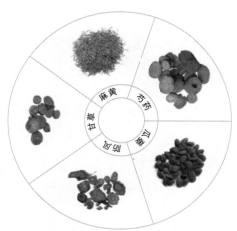

上以水八升，酒二升，煎取三升，分三服。不瘥重作。

◇ **治背热如火神方**

生附子

研末，水调敷两足心，立效。

◇ **治胸胁痛神方**

诃黎勒（炮去核）四颗，人参二分

上药捣末，以牛乳二升煮三四沸，顿服之。分为二服亦得。

◇ **治胁肋痛神方**

胁下偏痛发热，其脉紧弦，此寒也。当以温药下之，方用：

大黄三两，细辛二两，附子（炮）三枚

上以水五升，煮取二升，分三服。若强盛人煮取三升半分为三服。服则如人行四五里，进一服。

◇ **治诸疝初起神方**

鲜地骨皮、生姜各四两

捣成泥，绢包囊上，虽极痒宜忍之。并以：

连蒂老丝瓜（烧存性）

研末，每服三钱，热酒下。重者不过二三服，即愈。

◇ **治热疝神方**

痛处如火，溲赤便艰，口干畏热，此热疝也。以：

芙蓉叶，黄柏各三钱

为末，木鳖子磨醋调涂囊上，极效。

◇ **治心疝神方**

病发时心部似被锥刀所刺，或四肢逆冷，或唇口变青。其原由阴气积于内，寒气不散，上冲于心，遂致心痛，故名心疝。治用：

芍药、桔梗、细辛、蜀椒、桂心、干姜各三分，附子一分

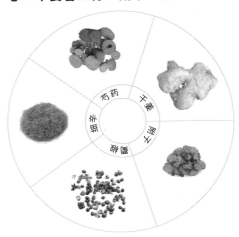

上末之，蜜和丸如梧子。服七丸，以酒下，日二服。

◇ **治寒疝神方**

绕脐苦痛，发时则白汗出，手足厥冷，脉沉弦，此寒疝也。治用：

大乌头十五枚，白蜜二斤

先以水三升煮乌头，取二升，去乌头。纳蜜煎令水气尽，得二升。强人服七合，弱人五合。一服不瘥，明日更服，日止一服，不可再也。

◇ **治疝神方**

本症发生时，阴囊肿绽，如升如斗，不痒不痛。得之地气卑湿所生。故江淮之间，湫溏之处，多感此疾。治用：

香附二钱，海藻一钱

先香附为末，海藻煎酒，空心调下，并食海藻。

◇ **治狐疝神方**

狐疝者，其状如瓦，卧则入小腹，行立则出腹入囊中。狐昼出穴而溺，夜入穴而不溺，此疝出入上下往来，正与狐类，故名。方用：

杜仲五钱，人参一两，肉桂、桂枝、小茴香、核桃各一钱

先杜仲捣汁，以凉水浇之，取汁一碗，纳诸药，水煎服。一服伸出，二服即消，三服痊愈。

◇ **治横梁疝神方**

此疝小腹有块，直冲心胸，妇人患之居多最难医治。方用：

补骨脂一斤，黑胡麻二两

上二味拌炒，去胡麻。取补骨脂研末，以酒为丸。服三钱，沸汤下。

◇ **统治诸疝神方**

诸疝名状不一，其痛在心腹者凡

七：曰厥疝，曰癥疝，曰寒疝，曰气疝，曰盘疝，曰胕疝，曰野狼疝。痛在睾丸者亦七：曰寒疝，曰水疝，曰筋疝，曰血疝，曰气疝，曰狐疝，曰癫疝。下方悉主之：

蜀椒四分，桔梗、芍药、干姜、厚朴（炙）、细辛、附子（炮）各二分，乌头（炮）一分

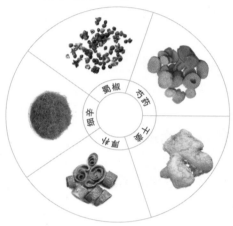

上末之，蜜和丸如大豆，服三丸，至七八丸，日三。

◇ **治怔忡神方**

怔忡之症，扰扰不宁，心神恍惚，惊悸不已。此肝肾之虚，心气之弱也。方用：

人参、熟地黄、白芍各一两，生酸枣仁、麦冬各五钱，玄参一两，白术、白芥子各三钱

水煎服。

◇ **治心中嘈杂神方**

水仙花子、芍药、荷叶

同捣末，白汤下，颇效。

◇ **治癖神方**

脏腑摄养乖方，则三焦痞膈，肠胃不能宣行，因饮水浆，便令停滞不散，更遇寒气，积聚而成癖。癖者，谓僻侧在于两胁之间，有时而痛者也。方用：

牛膝、枳实（炙）、茯苓、鳖甲（炙）各八分，桔梗、芍药、白术、人参、厚朴（炙）、大黄、桂心、槟榔各六分

上捣筛，蜜和丸，空腹温酒服如梧子二十丸，日二服，渐加至三十丸。

◇ **治疗癥神方**

癥者，由寒温失节，致脏腑之气虚弱，而食饮不消，聚积在内。渐染在生长块段，盘牢不移动，若积引岁月，人则柴瘦，腹转大，遂至于死。治用：

射罔二两（熬），蜀椒三百粒

上捣末，以鸡子白为丸，半如麻子，半如赤小豆，先服如麻子，渐服如赤小豆二丸，不知稍增之，以知为度。

◇ **治暴癥神方**

患者腹中猝然有物，坚如石，痛如刺，昼夜啼呼，不疗之。百日死。方用：

牛膝根二斤，酒一斗

先曝令牛膝根极干，纳酒一斗，

中医经典华佗神方

浸之密器中，封口置热灰中温之，令味出。先服五六合，至一升，以意量多少之。

◇ 治米癥神方

人有好哑米（思邈哑者饥而思食之义）者，转久弥嗜。哑之若不得米，则胸中清水出，得米便止。米不消化，遂生癥结。治用：

鸡屎一升，白米五合

合炒，取米焦，捣成散，用水一升，顿服取尽，少时即吐，吐出癥如研米汁碎。若无癥，即吐白沫痰水，乃憎米不复食之。无所忌。

白马尿一升五合

温服令尽瘥。或用：

蟹爪、麝香各三分，生姜四分，附子（炮）、半夏、鳖甲（炙）、防葵各六分，郁李仁八合

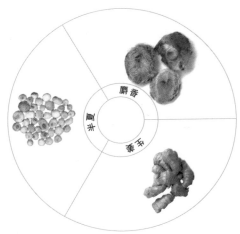

上捣筛，蜜为丸如梧子，空服酒下二十丸，日再服。

◇ 治肉癥神方

有人猝大能食，乖其常分。因饥值生葱，便大食之，乃吐一肉块。绕畔有口，其病则愈，故谓肉癥。治用：

狗矢五升

烧灰末之，绵裹以酒浸再宿，滤取分十服，日三服，三日令尽。

◇ 治发癥神方

此系饮食内误有头发，随食入胃成癥，胸喉间如有虫上下来去者是也。治用：

葱、豉

油煎葱豉令香，二日不食，张口而卧，将油葱豉置口边，虫当渐出，徐徐以物引去之。

◇ 治虫癥神方

人有多虱，性好啮之，所啮既多，而脏腑虚弱，不能消之，遂生虱癥。有虱生长在腹内，有时从下部出。治用：

故篦子、故梳子各一枚

将二物各分为两份，各取一份，烧作灰末之；又取一份，以水五升，煮取一升，用以顿服前末，令尽，少时当病出。

无所忌。

◇ 治蛇瘕神方

人有食蛇不消，或由蛇之津液，误入饮食内，皆足令人病瘕。其状常苦饥，而食则不下喉，食至胸内即吐出。治用：

大黄、黄芩各半两，芒硝如鸡子大一块，乌贼骨三枚，甘草（炙）如人指一尺，皂荚（炙去皮子）六枚

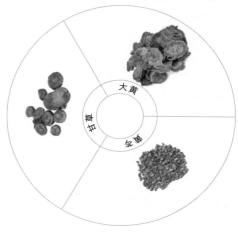

上以水六升煮之三沸，去滓，纳芒硝。适寒温，尽服之，十日一剂。宿无食，平旦服当下。

◇ 治蛟龙病神方

三月八日，蛟龙子生芹菜上，人食芹菜，随入人腹，变成蛟龙。其病发似癫，面色黄青，少腹胀如怀孕。治用：

粥饧三升

寒食粥饧三升，日三服。吐出蛟龙，有两头及尾。

◇ 治翻胃神方

其症朝食夜吐，心下坚如杯，往来寒热，吐逆不下食，此为寒癖所作。治用：

珍珠、雄黄、丹砂各一两，朴硝二两，干姜十累

上五味捣筛，蜜丸。先食服如梧子二丸，少烦者，饮水则解之。忌生血物。

◇ 治呕吐神方

呕吐有两种：一者积热在胃，一者积冷在胃。二事正反，须细察之，如属热证。宜用：

生芦根、生麦冬（去心）、青竹茹各一升，生姜汁五合，茯苓五两

上以水八升，煮取二升半，去滓，加竹沥六合，搅调，分三服，相去如人行十里久，始服一剂。忌醋物。如服前药，未能全除，宜再用：

茯苓五两，人参三两，麦冬（去心）一升，生姜六两，青竹茹一升

共捣筛，蜜和为丸，煎芦根汤饮下之。初服十五丸，日二服。稍稍加至三十丸，如梧子大。

如系冷证。宜用：

半夏、小麦面各一升

先捣半夏为散，以水溲面，丸如弹子大，以水煮冷面熟，则是药成。初吞四五丸，日二服。稍稍加至十四五丸，旋煮旋服，病自渐减。又如服前药，病虽渐减，惟病根不除，欲多合前丸，又虑毒药，不可久服。可改用：

人参、白术各五两，生姜八两，厚朴（炙）、细辛各四两，橘皮三两，桂心二两

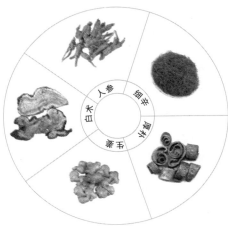

上捣筛，蜜和丸，如梧子，饮下之。初服十丸，日再，稍加至二十丸。若与半夏丸间服，亦得。忌桃、李、羊肉、雀肉、生葱、生菜。

◇ **治干呕神方**

干呕者，胃气逆故也。但呕而欲吐，吐而无所出，故云干呕。治用：

生葛根

绞取汁，服一升。

◇ **治饥饿呕吐神方**

蜀椒

煮汁，温服立效。

◇ **治呕吐清水神方**

干蕲艾

煎汤啜之，立愈。

◇ **治呕吐酸水神方**

黑山栀三钱

煎浓汁，入生姜汁少许，和服。

或以：

黄连六分，吴茱萸一分

煎汤饮。

◇ **治吐血神方**

生地黄、当归各一两，川芎、元参各五钱，黄芩、三七各三钱，甘草、荆芥各一钱

水煎服。或用：

鲜生地黄汁一碗，三七末三钱，炮姜炭末五分

调服一剂，即止血，极神效。

◇ **治五膈神方**

五膈者，谓忧膈、恚膈、气膈、寒膈、热膈是也。方用：

麦冬（去心）十分，蜀椒、远志、附子（炮）、干姜、人参、桂心、细辛各六分，甘草（炙）

上捣筛，蜜和丸如弹子。以一枚着牙齿间含，稍稍咽汁，日三。

◇ **治七气神方**

七气者，谓寒气、热气、怒气、恚气、喜气、忧气、愁气是也。此七气为病，皆生积聚，坚牢如杯，心腹绞痛，不能饮食，时去时来，发则欲死。方用：

紫菀、前胡、半夏、细辛、丹参、茯苓、川芎、桃仁（去皮尖）、吴茱萸、桂心、桔梗、石膏各三分，干姜、蜀椒各二分，人参、甘草、防葵各四分，乌头（炮）、大黄各三分，菖蒲三分

上捣筛为末，蜜和丸，酒服如梧子三丸。日三。加至十丸，一方去半夏加甘遂三分。

◇ 治五噎神方

五噎，谓气噎、忧噎、食噎、劳噎、思噎等是也。皆由阴阳不和，三焦隔绝，津液不行，忧恚嗔怒所生。谓之噎者，言噎塞而不通也。方用：

干姜、蜀椒、食茱萸、人参、桂心各五分，细辛、白术、茯苓、附子（炮）各四分，橘皮六分

上捣筛，以蜜和为丸，如梧子，酒下三成，日再。

◇ 治痞疾神方

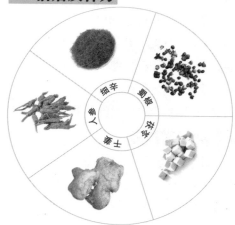

皂矾六两（醋炒九次），没药三两（炒去油）

共为末，枣肉为丸，空腹汤下七丸，七日有效。

或用：

五灵脂、香附各一斤，黑白丑各二两

共捣末，半炒熟，半生用，醋和丸，日服三钱。

◇ 治痞积神方

桔梗、枳壳等份

水煎温服，有效。

◇ 治呃逆神方

黄连一钱，紫苏叶八分

水煎服。极神效。

◇ 治阴寒呃逆神方

乳香、硫黄、陈艾各二钱

上捣末，以陈酒煎数沸，乘热嗅之。外以生姜擦当胸，极效。

◇ 治消渴神方

消渴者，谓渴而不小便也。由少服五石诸丸散，积久经年，石势结于肾中，使人下焦虚热，及至年衰血气减少，不能制于石，石势独盛，则肾为之燥，故饮水而不小便也。方用：

麦冬、茯苓、黄连、石膏、葳蕤各八分，人参、黄芩、龙胆各六分，枳实五分，升麻四分，生姜、枸杞子、瓜蒌根各十分

上为末，蜜和丸如梧子大，以茆根一升，粟米三合，煮汁服十丸，日再。若渴则与此，饮大麻亦得。

◇ 治内消神方

本症之原，当由热中所致，小便多于所饮，令人虚极短气，食物皆消作小便，而又不渴。此病虽稀，极属可畏。宜急用：

枸杞枝叶一片，瓜蒌根、黄连、石膏各三两，甘草（炙）二两

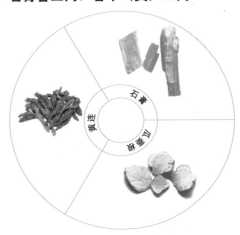

上五味，以水一斗，煮取三升，去滓，分温五服，日三夜五。困重者多合，渴即饮之。

若恐不能长愈，可改用：

铅丹二分（熬别研入），瓜蒌根、甘草（炙）各十分，泽泻五分，胡粉二分（熬研入），石膏、白石脂、赤石脂各五分

上捣研为散，水服方寸匕，日三服。少壮人一匕半。患一年者服之一日瘥；二年者二日瘥；丸服亦佳，一服十丸，以瘥为度。此方用之如神。忌海藻、菘菜。

◇ 治寒泻神方

寒泻一名鹜溏。其原为脾气衰弱，及寒气在下，遂致水粪并趋大肠，色多青黑，宜温之。春夏宜用：

川桂枝、白芍、白术各半两，甘草（炙）二钱

水煎服。

秋冬宜用：

白芍、白术各三钱，干姜（炮）半两，甘草（炙）二钱

水煎服。甚者则除去干姜加附子三钱。

◇ 治热泻神方

热泻者，夏月热气，乍乘太阴，与湿相合；如水之注，故一名暴泻。其候腹痛自汗，烦渴面垢，脉洪数或虚，肛门热痛，粪出如汤。方用：

香薷一斤，白扁豆半斤（微炒），厚朴（去皮姜汁炙熟）半斤

上研末，每服三钱，水煎服。

◇ 治久泻神方

久泻不止，由于有陈积在肠胃之间，积一日不去，则泻一日不止。治宜先去陈积，而后补之。方用：

厚朴、干姜、甘草、桂心、附子各二两，大黄四钱

上细锉，先以前五味用水二升半煎八合，并将大黄切碎，水一碗渍半日，煮汤与前汁相合，再煎取六和，去滓，分三服，一日服尽。

◇ 治肾泄神方

肾泄者，五更溏泄也。其原为肾阳虚亏，既不能温养于脾，又不能禁固于下。故遇子后阳生之时，其气不振，阴寒反胜，则腹鸣奔响作胀，泻去一二行乃安。此病藏于肾，宜治下

而不宜治中。方用：

肉豆蔻、五味子各二两，吴茱萸一两，补骨脂四两，生姜八两，红枣一百枚

上捣末，以蒸熟枣肉和丸，如梧子大，每服五七十丸，空心或食前热汤下，晚食前更进一服。

◇ 治飧泄神方

飧泄者，完谷不化也。脾胃气虚，不能熟腐水谷，故食物完出也。治用：

人参、茯苓、川芎、肉桂、当归、白芍、白术各等份

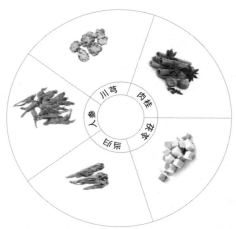

每服二钱，加粟米百粒，与水一升同煎取七合，去滓，空腹温服。若虚劳嗽，加五味子；有痰，加半夏；发热，加柴胡；有汗，加牡蛎；虚寒，加附子或干姜。

◇ 治暑泄神方

暑泄，一名伏暑泄泻。治用：

白术一两，车前子五钱

上二味，姜水煎服，神效。

◇ 治便血神方

便血，一名肠风，又名肠红。其原为湿热相侵，或酒毒深结，非逐去其湿热酒毒，而徒用止涩之剂，未见其能剂。方用：

熟地黄一两，地榆、白芍、当归、黄连各三钱，甘草、葛根各一钱，柞木枝五钱

水煎服，第一剂下血必更多，二剂略少，三剂痊愈。

◇ 治大便秘涩神方

本症之原，为三焦五脏不和，冷热之气不调，热气偏入肠胃，津液竭燥，故令糟粕痞结，壅塞不通也。方用：

大黄三两，黄芩二两，甘草（炙）一两，栀子二七枚

以水五升，煮一升八合，分三服。

◇ 治老人虚秘神方

肉苁蓉（酒渍焙）二两，沉香末一两

上二味捣末，用麻子仁汁为丸。如梧子，白汤下七八丸。

◇ 治脱肛神方

磁石（研）四两，桂心一尺，猬皮（炙黄）一枚

上三味，捣筛为散，服方寸匕，一日服十次，即缩，勿举重，须断房事，周年乃佳。

◇ 治肛门肿痛神方

马齿苋叶、三叶酸草各等份

水煮汤熏洗，一日二次，极有效。

◇ 治肛门奇痒神方

蛇床子、楝树根各三钱，防风二钱，甘草一钱，皂角五分

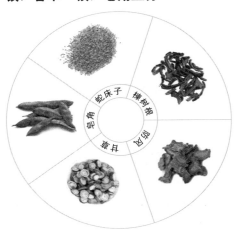

上捣末，蜜炼条，塞入，二次即愈。

◇ 治肛门虫蚀神方

蜣螂虫七枚，新牛矢五钱，羊肉一两（炒黄）

上捣为泥，为丸如弹丸大，烘热绵裹，塞入，半日虫出。

◇ 治九虫神方

九虫者：一曰伏虫，二曰蛔虫，三曰白虫，四曰肉虫，五曰肺虫，六曰胃虫，七曰弱虫，八曰赤虫，九曰蛲虫。此诸虫皆依肠胃之间，若脏腑气实不为害，虚则能侵蚀。方用：

贯众、石蚕各五分，野狼牙、

芫荑各四分，藜芦十二分，蜀漆（炙）、槟榔、雷丸各六分，僵蚕、厚朴各三分

上捣末，蜜为丸，空腹暖浆水下三十丸，日三。不知，稍稍加之。

◇ 治蛔虫神方

蛔虫长一尺，亦有五六寸者，发动时腹中作痛，口多涎沫，及吐清水，贯心则杀人。治用：

酸石榴根（东引入土五六寸者）二升，槟榔十枚

上以水七升，煮取二升半，去滓。着少米煮稀粥，平旦空腹食之，少间虫即死。

◇ 治寸白虫神方

寸白虫，长一寸而色白，形小褊，乃饮白酒以桑枝贯牛肉炙食之，及食生鱼后即饮奶酪而生者。其发动则损人精气，腰脚疼弱。治用：

酸石榴根（东引者）一大握，芫荑三两，牵牛子半两（熬末）

上以水六升，先煮前三味，得二升，去滓，分三服。别和牵牛子末，每服如人行五里，更服尽，快利，虫亦尽死出。

◇ 治关格不通神方

吴茱萸（熬）一升，干姜、大黄、桂心、当归、甘草（炙）、川芎各二两，雄黄三分（研），珍珠一分（研），人参、细辛各四两，桃白皮一握

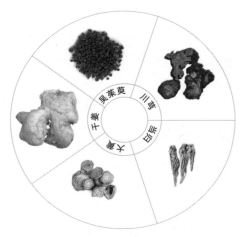

上以水一斗，煮取三升，去滓纳雄黄、珍珠末，酒一升，微火煮三沸。服一升，得下即止，不必尽也。每服如人行十里久进之。

◇ **治蛲虫神方**

蛲虫形甚小，状如菜虫，居胴肠之间，多则为痔，剧则为癞，因人疮处，即生诸痈疽癣疥，无所不为。治用：

芜荑、野狼牙、雷丸、桃仁各等份

上捣为散，宿勿食，平旦以饮服方寸匕，当下虫也。（胴dòng，即躯干之一部分，与肠相近）

◇ **治小便不通神方**

本症之原因，为膀胱之气化不行，其候少腹胀气急。甚者水气上逆，命人心急腹满，乃至于死。治用：

人参、莲心、茯苓、车前子、王不留行各三钱，甘草一钱，肉桂三分，白果二十枚

水煎服，一剂即如注。

◇ **治老人尿闭神方**

黄芪（蜜炒）二钱，陈皮（去白）一钱，甘草八分

水一升半，煎八合，顿服。有效。

◇ **治小便频数神方**

本症之原因，为膀胱与肾俱虚，有客热乘之所致。治宜用：

黄连、苦参各二分，麦冬（去心）一两，土瓜根、龙胆各一分

上捣筛，蜜丸如梧子，每服十丸，加至二十丸。

◇ **治小便过多神方**

补骨脂（酒蒸）十两，茴香（盐炒）十两

共为末，酒糊丸，梧子大，盐汤下百丸，颇效。

◇ **治小便不禁神方**

菟丝子（酒浸）、肉苁蓉各二两，蒲黄、黄连、五味子、鸡内金（炙）各三两，硝石一两

上捣筛为散，每服方寸匕，日三服。每服如人行三四里，又服。

◇ **治遗尿神方**

羊肚

用羊肚系盛水令满，急系两头，熟煮，开取水，顿服之，立瘥。

◇ **治溺血神方**

菟丝子、蒲黄、干地黄、白芷、荆实、葵子、败酱、当归、茯苓、川

芎各二两

上捣为末，白蜜和丸如梧子，饮服二丸，不知加至五六丸。

◇ **治诸淋神方**

䗪虫（熬）五分，斑蝥（去足熬）、地胆（去足熬）各二分，猪苓三分

上为末，每服四分匕，小麦汁下，日三夜二。有热者，去猪苓。服药二日后，以器盛小便，当有所下。肉淋则下碎肉；血淋下如短绳，若如肉脓；气淋下如羹上肥；石淋下石或下砂，剧者十日即愈。

◇ **治石淋神方**

石淋者，淋而出石也。其症小便则茎里痛，溺不能猝出，痛引小腹膀胱，里急，砂石从小便导出，甚者塞痛，令闷绝。治用：

柏子仁、芥子、滑石各等份

捣为末，以米汁饮服方寸匕，三服当效。

◇ **治热淋神方**

热淋者，三焦有热气，搏于肾，流入于胞而成淋也。治用：

滑石二两，瓜蒌三两，石苇（去毛）二分

上为散，以大麦粥清服方寸匕，日三。

◇ **治血淋神方**

血淋者，热在下焦。令人淋闭不通，热盛则搏于血脉，血得热而流溢，入于胞中，与溲便俱下，故为血淋也，治用：

白茅根、芍药、木通、车前子各三两，滑石、黄芩各一两五钱，乱发（烧灰）、冬葵子（微炒）各五钱

上八味捣筛，每服三钱。水煎温服，日三。

◇ **治劳淋神方**

劳淋者，谓劳伤肾气而生热成淋也。其状尿留茎内，数起不出，引少腹痛，小便不利，劳倦即发，故云劳淋。方用：

滑石三分，王不留行、冬葵子、车前子、桂心、甘遂、通草各二分，石苇（去毛）四分

上为散，以麻子粥和服方寸匕，日三服，尿清瘥。

◇ **治气淋神方**

气淋者，气闭不能化水，病从肺而及于膀胱也。其候小腹满，气壅，小便涩而有余沥。治宜以清肺金为主。方用：

　　沉香、石苇（去毛）、滑石、王不留行、当归各五钱，冬葵子、白芍各七钱五分，橘皮、甘草各二钱五分

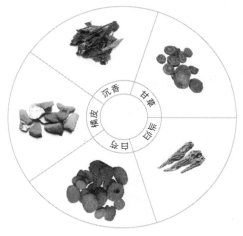

　　上为散，每服二钱，煎大麦汤下。

◇ 治膏淋神方

　　膏淋者，小便肥浊，色若脂膏，故名。一名肉淋，其由于肾血不能制于肥液，故与小便俱出也。治用：

　　磁石（火煅醋淬三七次）、肉苁蓉（酒浸切焙）、泽泻、滑石各一两

　　上为末，蜜和丸如梧子大，每服三十丸，温酒下不拘时。如脐下妨闷，加沉香一钱，以行滞气。

◇ 治遗精神方

　　本症之原因，为肾气耗竭，上不能通于心，中不能润于肝，下不能生于脾土，以致玉关不闭，无梦且遗。法当大剂补肾，而少佐以益心益肝益脾之品。方用：

　　熟地黄一两，酸枣仁、薏苡仁、茯苓、白芍、当归各五钱，山茱萸四钱，茯神二钱，北五味、白芥子各一钱，肉桂、黄连各三分

　　水煎服，一剂即止，十剂痊愈。

◇ 治心虚遗精神方

　　本症之外表，虽属于肾火之虚，然究其根源，实不得不推源于心君之虚。故宜心肾交补，乃能水火相济。方用：

　　熟地黄八两，山药、山茱萸、白术各四两，人参、茯苓、麦冬、巴戟天、肉苁蓉各三两，肉桂、北五味、远志、酸枣仁（炒）、柏子仁、杜仲、补骨脂各一两，砂仁五钱，附子一枚，鹿茸一副，紫河车一具

　　上捣末，蜜和丸，汤下二三十丸，日再服。

◇ 治阴虚梦遗神方

　　熟地黄、山药、芡实、白术各八两，山茱萸、炒酸枣仁各四两，北五味、麦冬、车前子、茯苓各三两，远志一两

　　上末之，蜜和丸，热汤下一两，日一次。

◇ 治虚劳失精神方

　　人参二两，桂心、牡蛎、薯蓣、黄柏、细辛、附子（炮）、苦参各三分，泽泻五分，麦冬（去心）、干姜、干地黄各四分，菟丝子二分

　　上捣合，蜜为丸，酒服如梧子大三丸。

◇ **治虚劳尿精神方**

本症为肾气衰弱所致。肾藏精，其气通于阴，劳伤肾虚。不能藏其精，故因小便而精液出也。治用：

韭子（熬）、麦冬（去心）各一升，菟丝子、车前子各二合，川芎二两，白龙骨三两

上捣末，酒服方寸匕，日三。不知稍稍增之，甚者夜一服。

◇ **治强中神方**

强中者，谓强阳不倒也。此虚火炎上，而肺金之气不能下行故也。治用：

元参、麦冬各三两，肉桂三分

水煎服即愈。他日并可重整戈矛，再圆欢合。

◇ **治阳痿神方**

熟地黄一两，白术五钱，山茱萸四钱，人参、枸杞子各三钱，肉桂、茯神各二钱，远志、巴戟天、肉苁蓉、杜仲各一钱

水煎服，一剂起，二剂强，三剂妙。

◇ **治脱精神方**

男女交感乐极，一时精脱，不能制止。此时切不可离炉，仍然搂住，男脱则女以口哺送热气，女脱则男亦如之，则必能阳气重回。并急用：

人参数两，附子一钱

煎汁，乘热灌之。后再用：

人参、黄芪、熟地黄、麦冬各一两，附子、北五味各一钱

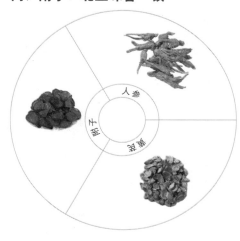

水煎服。

◇ **治阳缩神方**

人参、干姜各五钱，白术三两，附子一两，肉桂六钱

急以水煎汁服之，立效。

◇ **治阴肿神方**

雄黄一两（研碎，绵裹），甘草一斤

水一升，煮取二升，洗之。

◇ **治阴囊湿痒神方**

乌梅十四枚，钱四十文，盐三十撮

上三味，以苦酒一升。于铜器中浸九日，洗之，效。

◇ **治囊痈神方**

本症由肝肾阴虚，湿热下注所致。虽与疝气相类囊痈则阴囊红肿，内热口干，小便赤涩；疝则小腹痛，牵引肾子，少热多寒，好饮热汤，此其异耳。初起时即宜用：

川芎、当归、白芍、生地黄、柴胡、龙胆草、栀子、天花粉、黄芩各一钱，泽泻、木通、甘草各五分

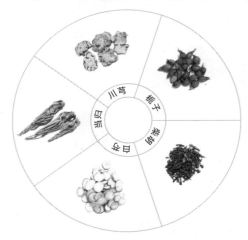

清水二碗，煎取一碗，食前服之。

◇ **治子痈神方**

子痈者，谓肾子作痛，溃烂成脓，不急治愈，有妨生命。方用：

川楝子、秦艽、陈皮、赤芍、甘草、防风、泽泻各一钱五分，枸橘一枚

水煎服，一剂即愈。

◇ **治头风神方**

附子一枚（炮裂），盐一撮如附子大

二味作散，沐头毕，以方寸匕摩顶，日三。或服愈风散，亦效。

◇ **治头疼神方**

蔓荆子、白芷、甘草、半夏、细辛各一钱，川芎五钱

以酒煮，一醉即愈，不知再服。

◇ **治脑痛神方**

柴胡、郁李仁、麦冬各五钱，辛夷、桔梗各三钱，白芍三两，甘草一钱

水三碗，煎汁，加陈酒一升，乘热饮之，以醉为度。

◇ **治偏头痛神方**

川芎、朱砂（水飞内一两为衣）、石膏、龙脑各四两，人参、茯苓、甘草（炙）、细辛各二两

上为末，蜜丸弹子大。酒下一丸，神效。

◇ **治雷头风神方**

本症因头痛而起核块，或头中如雷之鸣，盖为邪风所客，风动则有声也。治法轻则用：

连翘、黄芩、黑山栀、犀角、牛蒡子各一钱，薄荷七分，桔梗五分

等散之。重则用：

瓜蒂、好茶各等份

共为末，每服二钱，荠苨汁调，空心服，取吐。并用：

大黄、黄芩各二两，牵牛子、滑石各四两，黄连、薄荷叶、川芎各半两

上为末，水为丸，梧子大，食后温汤下五十丸。

◇ **治湿热头痛神方**

本症因湿与热合，交蒸互郁，其气上行，与清阳之气相搏，则作痛也。治宜用：

羌活、防风各一两，柴胡七钱，川芎五钱，甘草（炙）一两半，连翘（炒）一两，黄芩（一半炒一半酒制）三两

上为末，每服二钱，入茶少许，汤调如膏，抹在口内，少用白汤送下。

◇ 治风热头痛神方

菊花、石膏、川芎等份

为末，每服钱半，茶调下。

◇ 治眩晕神方

本症由血气虚，风邪入于脑，而引目系故也。盖脏腑之精气，皆上注于目，血气与目并上为系，上属于脑，后出于项，中逢身之虚，则为风邪所伤，入脑则脑转，而目系急，故成眩也。治用：

人参、当归、防风、黄芪、芍药、麦冬各一两，独活、白术、桂心各三两

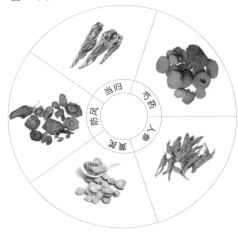

上以水一斗，煮取三升，分三服。

◇ 治头鸣神方

患者头部觉如虫蛀，其名曰天白蚁。治用：

桑叶、黑芝麻、牡丹皮、栀子

上各等份捣末，蜜和丸，梧子大，陈细茶煎汤下二十丸。不知稍稍加至四十丸。

◇ 治紧唇神方

患者唇部微肿湿烂，或冷或热，乍瘥乍发，积年累月，不易告痊，亦名沉唇，又名茧唇。方用：

石硫黄、白矾、朱砂、水银、麝香、黄柏各一分

上共研瓷钵中，以水银不见为止，用腊月豚脂和如泥，先拭净涂之。日三五，以瘥为度，甚良。

◇ 治唇菌神方

患者唇一时翻突，肿起如菌，症极危急，宜速灸两手少商穴。并以：

蚯蚓十条，吴茱萸二钱

研末，加灰面少许，热醋调敷两足心，以布包裹，二三时更易，以愈为度。

◇ 治人中肿大神方

生蒲黄二钱，黄连、龙脑各一钱

共捣末，香油调敷，极效。

◇ 治口疮神方

龙胆、黄连、升麻、槐白皮、大青各二两，苦竹叶一升，白蜜半升

水五升，煮取一升，去滓下蜜，煎之。敷患处，取瘥即止。

◇ 治口臭神方

桂心、甘草、细辛、橘皮各等份

上四味捣筛，以酒服一钱匕，瘥止为度。

◇ 治口干神方

酸枣（去核）一升，酸石榴子五合，干葛三两，乌梅（去核）五合，麦冬（去心）四两，覆盆子三合，甘草（炙）、瓜蒌各三两

上八味，捣，以蜜为丸，如枣核大，以润为度。

◇ 治舌肿神方

以蒲黄频刮舌上，肿自退。俟能咽，再以黄连煎汁饮之，即愈。

◇ 治舌缩神方

独活、川芎各三两，天雄、防风各一两，蜀椒二合，莽草十叶，细辛、桂心各一两，苦李根皮三两，豚脂二两

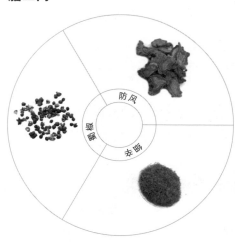

先用苦酒浸各药一宿，次以豚脂微火煎之，去滓成膏，绵裹少许，含于舌下。

◇ 治舌疮神方

柴胡、升麻、栀子仁、芍药、通草各四两，黄芩、大青、杏仁（去皮尖）、生姜各三两，石膏八两

以水一斗，煎取三升半，分四服，日三夜一。

◇ 治舌血神方

木贼草

煎汤漱之，立止。

◇ 治舌断神方

舌被咬断。急用：

人参一两

煎汁含漱。历半日，再以：

龙齿末、血竭各三分，人参末、麦冬末各一两，龙脑二分，土狗一枚，地虱十枚

干为末，存性，于含漱既了，即以舌饴之，伸出口外，三次即能生肉。

◇ 治舌皮破碎神方

卵衣（鸡卵外壳与卵白间之薄膜）

以卵衣套舌上，易三四次，舌即蜕皮而愈。

◇ 治舌长口外神方

牝鸡血

浸舌上，即缩。

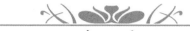

第五卷
华佗外科神方

◇ 治阳证痈疽神方

凡阳证痈疽，发生时必突起分余，其色红肿发光，疼痛呼号，苦在五日之内，犹可内散。方用：

金银花四两，蒲公英二两，生甘草二两，当归二两，天花粉五钱

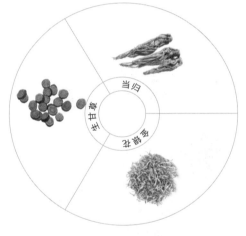

水煎服，一剂即消，二剂痊愈。

若未服败毒之散，已在五日以外，致成脓奔溃。必用金刀，去其口边之腐肉，使内毒之气不藏。刀长凡三寸，宽约三分，两面之锋俱利，勘定患部，横直刀画，成十字形，以末药敷于膏药之上，粘贴即能止痛。三日之内，败脓尽出，即消灭于无形矣。大约膏药一枚，需用末药二钱，其末药方为：

人参、三七末、儿茶（水飞过去砂用）、倍子各一两，龙脑、乳香（去油）、轻粉各一钱，透明血竭五钱，藤黄三钱，贝母二钱

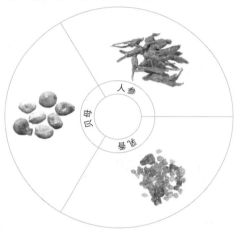

各研成极细末，以无声为度，内用煎方：

当归一两，黄芪五钱，人参、荆芥各一钱，金银花二两，生甘草三钱

用水煎服，二剂已足。

◇ 治阴证痈疽神方

阴证痈疽，多生于富贵膏粱之徒，急功好名之辈，其人因心肾不交，阴阳俱耗，又重以忧愁抑郁，怫怒呼号，其气不散，结成大毒，任生于何部，均属险症。初起时色必黑暗，痛不甚剧，疮口亦不突起，或现无数小疮口，以欺世人，且觉沉沉身重。宜急用：

附子三钱，人参三两，生黄芪二两，当归一两，金银花三两，白芥子二钱

治之。外用膏药加生肌末药（见前）五钱贴之，一日须两换。膏药方如下：

金银花一斤，生地黄八两，当归、麦冬、黄芪各三两，川芎二两，牛膝、牡丹皮、生甘草、荆芥各一两，防风、茜草根、人参、玄参各五钱

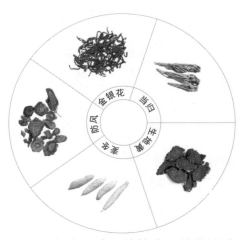

用麻油五斤，煎数沸，将药渣漉出，再熬，将珠，再入后药：

黄丹二斤（炒飞过去砂），广木香、没药、乳香、血竭各一两，象皮（为末）五钱，麝香一钱

各为细末，入油中少煎，藏瓷罐内候用。每一个约用两余，若系背疽，须用二两以上。

◇ **治背痈神方**

背痈初起时，若审系阳证。宜用：

忍冬藤二两，紫花地丁一两，茜草、贝母、甘菊花、天花粉、桔梗各三钱，黄柏一钱

水煎服。一剂轻，二剂消，三剂痊愈。

若系阴证。则用：

人参、黄芪各二两，金银花半斤，附子一钱，荆芥三钱（炒黑），柴胡二钱，白芍一两，天花粉、生甘草各五钱

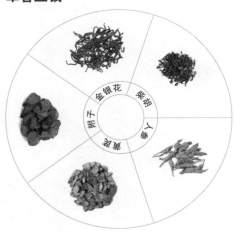

水十余碗，煎汁二碗，分前后二次服之。则阴必变阳而作痛，再剂而痛消，数剂而痊愈矣。

若已溃烂，洞见肺腑，疮口不收，百药敷之，绝无一验，此方治之神效。再用：

熟地黄二两，麦冬、山茱萸、当归、忍冬藤各一两，人参、白术各五

钱，肉桂一钱

水煎服，五剂痊愈。

◇ 治脑痈神方

脑痈发于泥丸宫，在头顶之上，倘色如葡萄之紫，疮口不一，或如碎粟，四围坚硬，疮顶色红赤不黑，是为阳痈，尚可医疗。若色紫而黑暗无光，神情闷乱，不知人事者，是为阴证，十死其十，百死其百。必须五日之前以火剂煎饮，或尚有生机，过此则生死难言矣。方用：

金银花八两，黄芪四两，玄参、麦冬各三两，人参二两

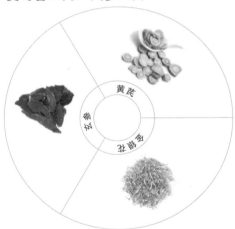

先用水十大碗，将金银花煎汤，再煎前药二碗，一日服二次，连服四日，其痈渐愈。改用十全大补汤，重四两与之，又改用八味地黄汤，恣其酣饮，可获痊愈，是为九死一生之治法。

此外，可于未溃败时，或用：

川芎、山茱萸、麦冬各一两，玄参、金银花二两，贝母三钱，蔓荆子二钱

用水三大碗，煎服之，即消，最多两剂痊愈。

◇ 治脑后痈神方（一名落头疽）

脑后痈生于玉枕部，亦有阳证、阴证之别。其为患虽较脑痈为轻，然医不得法。即腐烂落头而死，故有落头疽之名。凡属阳证，其形高突红肿，可用：

金银花二两，蒲公英一两，生草三钱

用水三碗煎八分，服下。未破者，一剂即消；已破者，必须三服，始脓尽肉生。

若系阴证，则其旁必有无数小疮，先痒后痛，遂至溃烂，肿而不甚高突，色必黑暗，身体沉重困倦欲卧，呻吟无力。可用：

人参、生黄芪、当归、炒白术各一两，金银花二两，白芥子三钱，肉

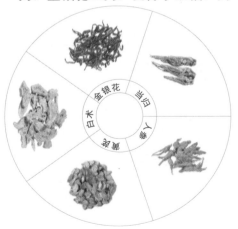

桂一钱

用水煎服，一剂血止，二剂肉生，三剂口小，四剂皮合，又二剂痊愈。

◇ 治腰痈神方

腰痈发于软肋下，近腰之部，宜合阴阳两性治之。方用：

白术、杜仲、当归各一两，金银花三两，防己一钱，豨莶草三钱

水煎服。

◇ 治肺痈神方

玄参二两，麦冬三两，生甘草五钱，金银花十两

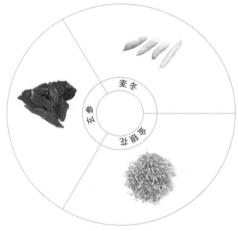

水煎服，一剂痛减，二剂内消。

◇ 治肝痈神方

白芍三两，当归二两，炒栀子、生甘草各三钱

水煎服，约二剂而愈。

◇ 治肠痈神方

肠痈生于大小肠之间，其症口渴，小便如淋，时时汗出，小腹肿

痛，手不可按；又生于大肠者，右足屈而不伸；生于小肠者，左足屈而不伸。方用：

金银花八两，地榆、当归各一两，薏苡仁五钱

先将金银花煎水二碗，余药用水十余碗，煎作二碗，同金银花分作二服，上午一服，临睡一服，二剂而愈。

凡肠痈必须内消，而火邪甚急，非杯水可救，必须大剂始效。然大剂败毒，恐伤元气，金银花败毒而又补阴，故可重用，若用之过少，反无效矣。

◇ 治脐后痈神方

脐后痈发于背下命门之穴，与脐正对，其症为真水衰弱，邪火炽盛，非大补其水，则邪火不散，毒无自消，初发之时，尚未溃败。宜用：

金银花五两，豨莶草五钱，熟地黄、白术各一两，黄柏、车前子各三钱

先用水十碗，煎金银花四碗，乃分之为二，先以两碗煎前药得一碗，空腹饮之，少顷再将前汁二碗，更煎药滓得一碗服之，连服二剂。

若已溃烂者，宜改用：

人参、金银花各三两，白术五两，附子一钱，山茱萸一两，肉桂、北五味子、茯神各三钱

水十碗，煎汁一碗，服之。

◇ **治悬痈神方**

悬痈一名骑马痈，俗名偷粪老鼠。多因嗜色忍精而发。方用：

金银花四两，蒲公英二两，人参、当归、生甘草各一两，大黄五钱，天花粉二钱

水煎服，一剂即消，二剂痊愈。

◇ **治搭手神方**

治法如背痈初起时，极神效。

◇ **治多骨疽神方**

生于大腿之中，痈生之后，其口不收，腐烂之中，忽长一骨，疼痛难忍，俗以为骨，实为湿热之毒所化。内服用：

茯苓、车前、紫花地丁各一两，金银花三两，牛膝五钱

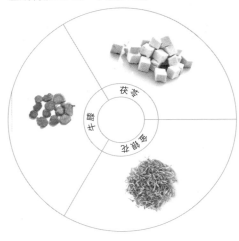

水煎服，六剂骨消，再十剂而痊愈。外用：

飞过的密陀僧，用桐油调膏，贴于患处，奏效尤捷。

◇ **治牛头痈神方**

生于膝上，红肿而痛，一名膝痈。方用：

生黄芪四钱，当归、金银花各一两，茯苓、牛膝、白术各三钱，薏苡仁、生地黄各五钱，地榆、天南星各一钱

水数碗，煎一碗，空腹服之。

◇ **治脱骨疽神方**

此症发生于手指或足趾之端，先痒而后痛，甲现暗色，久则溃败，节节脱落。宜用：

极大生甘草

研成细末，麻油调敷极浓，逐日更换，十日而愈。内用：

金银花、玄参各三两，当归二两，甘草一两

水煎服，连服十剂，当愈。

◇ **治痈肿无头神方**

以蛇蜕烧灰，和猪油涂之，极效。

◇ **治石疽神方**

此症肿不变色，漫肿疼痛，坚硬如石，捣生商陆根，加盐少许敷之，极效。

◇ **治瘭疽神方**

射干、甘草、枳实、升麻、干地黄、黄芩各八分，麝香二分，前胡三分，犀角六分，大黄一钱

以水煎之，约三剂可愈。

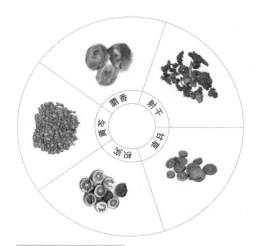

人参、熟地黄、山药、芡实各一两，茯苓、麦冬、甘菊花、芍药各五钱，忍冬藤二两，远志、王不留行各三钱，天花粉三两

水数碗，煎一碗，一气饮之，二剂必愈。倘已溃烂，必须多服。

◇ 治缩脚疽神方

生于大腿外侧。以：

大戟、甘遂各等份

研末，用白蜜调敷。内服用：

熟地黄一两，鹿角胶三钱，肉桂、甘草各一钱，麻黄、炮姜各五分

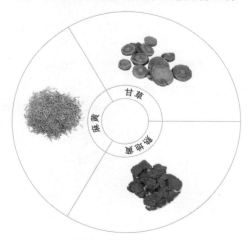

◇ 治甲疽神方

本症之发生，原于剪甲伤肌。或甲长伤肉，致使气血洇遏不通，久之腐溃而生疮泡，或赤肉突出，指甲肿痛。治法易剔去指甲，则不药而愈。或以：

草乌五钱，白丑一两，龙骨二钱五分

共捶碎，再用全文蛤四两，同炒至焦黑色，以五倍子为末，用麻油敷之，湿则干掺。

◇ 治乳痈神方

本症初起时发寒热，先痛后肿。方用：

贝母三钱，天花粉一钱，蒲公英、当归各一两，生甘草二钱，穿山甲一片（为末）

水煎服，一剂即消。

◇ 治井疽神方

井疽发于胸膈，此症必须早治，若下入于腹必死。用：

水煎服，四五剂可愈，不可开刀，若开刀则必成缩脚疽。

◇ 治小腹疽神方

本症由七情六欲而生，部位在脐下气海穴（一寸五分），或关元穴（二寸），或丹田穴（三寸），根据痈毒阴疽法，治之可愈。

◇ 治瘿神方

瘿与瘤不同，瘿连肉而生，根大

而身亦大；瘤则根小而身大。瘿之种类甚多，形亦各异，然皆为湿热之病，由小而大，由大而破，由破而死。初起时宜用小刀割破，略出白水，以生肌散敷之，立愈。

生肌散制法如下：

人参、象皮、乳香、没药、广木香各一钱，三七、麒麟、血竭、千年锻石各三钱，轻粉五钱，冰片三分，儿茶二钱

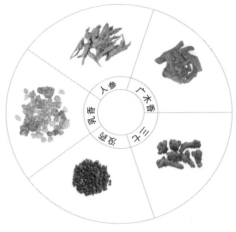

各为极细末，研无声为度，合时须用端午日，不可使人见。

若瘿已失治，形已渐大，宜用点药点其陷处。半日作疼，必然出水。点药用：

水银、硼砂、鹊粉、莺粪、轻粉、绿矾、皂矾各一钱，冰片、樟脑各五分，麝香三分

共研之极细，一日点一次，三日后再以：

人参、山药各三钱，茯苓、白芍

各五钱，薏苡仁、黄芪各一两，泽泻二钱，生甘草、陈皮各一钱

水煎服，十剂全消，须忌房事一月，否则必破，不能收口，终身成漏。

◇ **治腋下瘿瘤神方**

长柄葫芦

烧存性，研末搽之，以消为度。或加麻油调敷，尤效。

◇ **治粉瘤神方**

粉瘤初生时宜即治，否则日渐加大，受累不堪。先用艾条十数壮，再以酷磨雄黄涂纸上，剪如螺靥大贴灸处，外更贴以膏药，一二日一换，必挤尽其中粉浆，敷以生肌散自愈。

◇ **治肉瘤神方**

水银、儿茶、硼砂各一钱，冰片三分，麝香、血竭各三钱，黄柏五钱

共为细末，擦其根部，随擦随落。

◇ **治血瘤神方**

血瘤小者如胆，大者如茄。以利刃割断，即用银烙匙烧红，一烙即止血，且不溃，并不再生。或以：

水银、轻粉、潮脑、镜锈、贝母各一钱，黄柏三钱，儿茶二钱，冰片三分

共为细末，擦之即落。

◇ **治发瘤神方**

发瘤生于耳后发下寸许，按之不痛，用针刺破，挤尽粉发，用生肌散

敷之，立愈。

◇ 治物瘤神方

物瘤其根甚大，最称难治，不时而动，无故自鸣，或如鸟号，或如虫鸣。必须用刀破其中孔，则物自难居，必突围而出。后用生肌散敷之。

◇ 治筋瘤神方

筋瘤无甚大害，本可置之不治。若妄用刀针，往往伤筋，反至死亡，故最忌刀割。若欲割去，须于初出之日，以芫花煮细扣线系之，日久自落。

◇ 治骨瘤神方

骨瘤生于皮肤之上，按之如有一骨，生于其中，不可外治。宜用：

乌贼鱼骨、干姜、大黄、琥珀、朝燕屎、石矾各一钱，白石英、石硫黄、紫石英各二分，钟乳、附子各三分，丹参八分

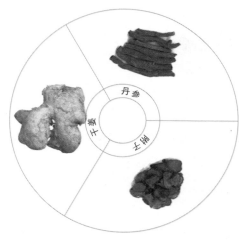

水煎服，十剂全消。

◇ 治石瘤神方

石瘤亦生于皮肤之上，按之如石之坚，不觉痛苦，治法同骨瘤。

◇ 治气瘤神方

气瘤无痛无痒，时大时小，随气为消长，气旺则小，气弱反大，气舒则宽，气郁则急。治法必须补其正气，开其郁气，则瘤自散。方用：

沉香、枳壳、槟榔各一两，木香、人参、香附各二两，白芍、茯苓、天花粉各四两，白术、黄芪各八两，附子五钱

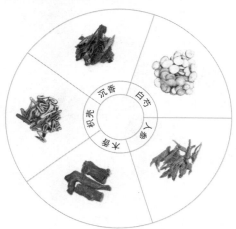

各为细末，蜜为丸，每日服三钱，一料全消。

◇ 治五疔神方

疔疮之生，膏粱人居其半，皆因营养过度，火毒外发所致。名称虽有多种，地位亦无一定。其实可核之为心、肺、肝、脾、肾五种；即色赤者为心疔，色白者为肺疔，色青紫者为肝疔，色黄者为脾疔，色黑者为肾疔也。初起时可用：

紫花地丁、甘菊花各一两

水煎服，六剂痊愈。外用：

丝瓜叶十片，明矾、雄黄（末）各二钱

捣丝瓜叶极烂，取汁调二味末，以鸟羽敷疔上，随干随润，数日即消。或以：

白菊花叶连根

捣汁一杯，沸酒冲服，毒甚者须多服。渣敷患处，留头不敷。覆被令汗出，其毒自散。无时可用甘白菊花四两代之，少则不效。

◇ 治疔疮出血神方

饮真麻油一大碗即止，或用菜籽油亦效。

◇ 治疔疮走黄神方

其为食豚肉所致，患此者多不知。宜以：

芭蕉根

捣汁，服之即解。

◇ 治疔疮不破神方

蝉衣、僵虫等份

为末，醋调敷四围，候根出，拔去，再涂即愈。

◇ 治疔根不出神方

铁粉一两，轻粉一钱，麝香少许

上为末，针画十字，以点药入内，醋调面糊敷之，极效。

◇ 治红线疔神方

红线疔属心疔类，其形缕缕如丝线，周身缠绕，如在手足上，则入心即死。宜用松针刺去其血，忌食热物。或以：

白菊花根叶、雄黄钱许，蜒蚰二条

共捣极烂，从疔头敷至丝尽处为止，以绢条裹紧，越缩即消。

又此疔生于足者延至脐，生于手者延至心，生于唇面者延至喉，亦皆死。急用针或磁锋，刺破其红丝尽处，使出血，以浮萍嚼涂刺处，用白矾捣末，包裹于捣烂葱白中（约三钱）吞下，再饮葱酒一二杯，覆被静卧，汗出即愈。

◇ 乌茄疔神方

农家浇粪于地，为烈日蒸晒，人跣足行其上，受其热毒，足趾肿痛，似溃非溃。即以鸭羽煎汤合皂矾洗之，立愈。

◇ 治刀镰疔神方

疔头如韭叶，长一二寸，色紫黑，忌针刺。急用：

明矾三钱（研末），葱白七个（捣烂）

分为七剂，每剂以热酒送下，服下即卧，覆被取汗。如无汗，须再服葱白，外涂以溏鸡粪，迟则不治。

◇ 治羊毛疔神方

初起时头痛发寒热，前心后背有红点，形类疹子。宜先针刺破，取出羊毛，再以明矾末三钱，用青布包紧，蘸热酒于前心疮上一二寸外，周遭擦之，渐见疮眼，其毛即奔至后背，仍根据前法擦于后背部，将羊毛拔置布上，即埋入土中。内用：

紫花地丁一两，金银花三两，白矾、甘草各三钱

水煎服。

◇ **治蛇头疔神方**

生于手指尖，肿若蛇头。痛楚连心，寒热交作。初起时急用：

雄黄、朴硝等份

研末，以豚胆汁少许加香油调涂。或内服蟾酥丸，汗之。

蟾酥丸制法如下：

蟾酥二钱（酒化），轻粉五分，枯白矾、寒水石（煅）铜绿、胆矾、乳香、没药、麝香各一钱，雄黄一钱，朱砂三钱，蜗牛二十一个

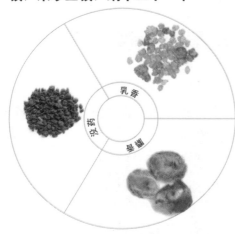

于端午日午时，在净室中，先将蜗牛研烂，同蟾酥和匀稠黏，再将各药研末，与蜗牛蟾酥相和为丸，如绿豆大。每服三丸，用葱白五寸，患者自嚼烂，吐于男左女右手心，包药在内，无灰热酒送下，覆被静卧，至发汗为止。甚者再进一服。

◇ **治蛇眼疔神方**

生于指甲两旁，治法同上。

◇ **治蛇背疔神方**

生于指甲之下，治法同上。

◇ **治蛇腹疔神方**

又名鱼肚疽，生于指中节前面，肿如鱼肚，治法同上。

◇ **治螺疔神方**

生于手指之间，可用：

榔鸡根、马齿苋茎

加酒酿捣烂敷之，极效。凡遇患处起红点者，用红马齿苋；白点者，用白马齿苋。

◇ **治唇疔神方**

唇疔切不可用凉药敷于疮上，最佳以鸡血点之。内用：

乌桕叶或根

捣汁服数杯。若大腿弯，中有紫筋，可用银针刺出恶血，可保无虞。

◇ **治人中疔神方**

一名马嘴疔，先以银针挑破，后用：

瑞香花叶十四瓣，盐十四粒，饭十四粒

共捣烂，敷于疮上，日夜换之，极有效。

中医经典华佗神方

◇ 治瘰疬神方

瘰疬得病之原因有九：一因怒，二因郁，三因食鼠食之物，四因食蝼蛄、蜥蜴、蝎子等所伤之物，五因食蜂蜜之物，六因食蜈蚣所游之物，七因大喜饱餐果品，八因纵欲伤肾，饱餐血物，九因惊恐失忧，气不顺。其治之之法有三：

一为治肝胆郁结之瘰疬。方用：

白芍五钱，当归二钱，柴胡一钱，甘草八分（炙），全蝎三个，白芥子、白术、茯苓、郁金、香附、天葵草各三钱

水煎服，连服十剂，自愈。

二为治脾胃多痰之瘰疬。方用：

人参、半夏、姜虫各二两，白术、金银花各十两，茯苓六两，甘草（炙）、木通各一两，紫苏八钱，陈皮六钱，白芷七钱，天花粉三两

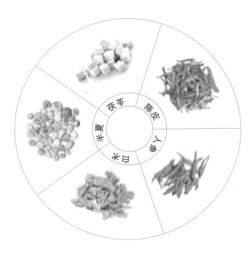

各为末，蜜为丸，饭后服三丸，一料痊愈。然必须戒色欲三月。

三为治心肾不交之瘰疬。方用：

大龟二个（一雄一雌），远志、苍术各二两，麦冬三两，肉桂一两，白术、夏枯草各五两，熟地黄、玄参、何首乌各十两，山茱萸、茯神、桑椹、紫花地丁各四两，先将大龟蒸熟，焙干为末，次将各药研末和匀，以蜜为丸，日服三次，每服三钱，一料可痊愈。

◇ 治各种瘰不消神方

猫头蹄骨一具（炙酥为末）、昆布、海藻各一两五钱（上二药须洗去盐水晒干），连翘、黄芩、金银花、穿山甲、枳壳、香附各一两，皂角五钱

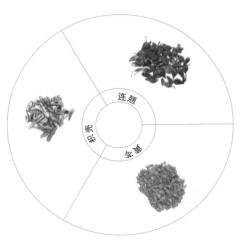

共为细末，以玄参为丸，大如桐子，每服七八十丸，日凡三次，以姜汁送下。

◇ 治瘰溃烂神方

凡瘰疬之症，未破之先，易于医治。既破之后，难以收功。可先用：

荆芥根下一段

剪碎，水煎成汤，温洗久之。视破烂处有紫黑者，以针刺之，去血再洗三四次，然后用：

樟脑、明矾各三钱

以麻油调敷，次日再洗再敷，以愈为度。专忌酒色。

◇ 治鼠瘘神方

鼠瘘久不愈，可取野狼鼠，不限多少，常作羹粥任食之，必验，或以：

白马、牛、羊、鸡、猪等矢屑各一斤，漏芦、藁本各一斤

并于石上烧成灰，研之极细，外以豚脂一升三合，煎乱发一两五钱，令沸，俟发尽，乃纳诸药屑，在微火上煎五六沸，药成。先去疮上痂，以新棉蘸盐汤洗疮。拭之令干，然后敷膏，日凡二次，上覆以帛，裹之，极有效。

◇ 治蛇瘘神方

以蛇蜕烧灰，和腊月豚脂，和封之。

◇ 治虾蟆瘘神方

用五月五日蛇头及野猪脂，同水衣封之。

◇ 治蝎瘘神方

捣茅根汁，着孔中，即效。

◇ 治蜂瘘神方

取蜂巢烧灰，和腊月豚脂，和敷孔中。

◇ 治蜣螂瘘神方

热牛屎涂之数易，应有蜣螂出。

◇ 治蚯蚓瘘神方

鸡屎、蚯蚓屎等份

为末，用母猪下颌骨髓和敷之。

◇ 治雀瘘神方

母猪屎（烧灰）、腊月豚脂

调敷，当有虫出如雀形。

◇ 治九子疡神方

生于颈上，连续得九数。治用：

鸡卵一枚，麝香一分，冰片五分

先鸡卵蒸熟后，剖之为二，去黄存白。掺二药于疡上，自初生第一疡起，覆以鸡卵；外用干艾烧之，以痛为度，痛极暂止。痛止更烧，且随时更换鸡卵，日夜约烧五六度。次日更换冰麝，烧灼如前，俟愈为止。内用：

蒲公英、夏枯草、金银花各二钱，甘草节一钱

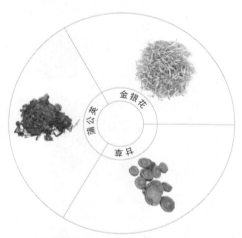

水煎服数剂，功效极伟。

中医经典华佗神方

◇ 治流注神方

流注者，谓先发于背，后旋流串，散走于腰背四肢，或来或去，或痛或不痛，无一定之部位也。治法宜用去风去火之剂，兼散其毒。以：

升麻、黄芩、苍耳、马兰根、牛膝、牵牛子各一钱，当归五钱，瓜蒌、秦艽、甘草（炙）各二钱，金银花一两，连翘三钱

水三碗，煎服数剂，自愈。

◇ 治痰核神方

大者谓之恶核，小者谓之痰结，毒根最深，极不易治。未溃之前，忌贴凉膏，忌服凉药。法以：

天南星

磨，酸醋调敷数次自消。或捉：

蝙蝠

炙成灰，和菜籽油涂之，二三次即愈。

◇ 治痄腮神方

腮间突然肿起，系属风热之证。可用：

野菊花叶

捣烂，四围敷之，其肿自消。或以蜗牛同面研敷之，亦有效。

◇ 治天疱疮神方

天疱疮生于头面及遍身手足之间，以夏日居多。治法宜补气而佐之以解暑，则火毒自消，疮亦易愈。方用：

香薷、天花粉、生黄芪、炙甘草、黄芩各一钱，白术、茯苓、麦冬各二钱，桔梗一钱五分，人参、厚朴各五分，陈皮三分

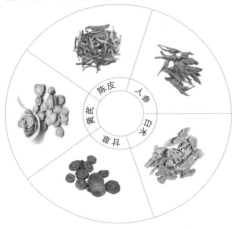

水煎服，数剂自愈。外用：

淀粉五钱（煅），轻粉五分，雄黄三钱

三者共研成细末，用丝瓜叶捣汁半杯。调搽疮上，其效如神。

若在小儿，可用：

香炉盖上烟脂三钱，黄连、青黛各二钱，冰片二分

各为细末，用鸡子清或猪胆汁调敷极效。

◇ 治人面疮神方

此疮非生于膝上，即生于肘，其形颇似人面，重者有口鼻眼目，皆能运动，状似愁苦，口中与以肉食，则即能化尽。方用：

雷丸三钱，轻粉、白茯苓各一钱

研极细，和匀，敷上即消。

◇ 治血风疮神方

血风疮多生于两腿里外之臁上，下达于踝骨，其原起于好饮，初生时小而痒，久则大痒。

治法先须戒酒，然后用内药补其气血，兼消风湿。外用膏药敷之，不久即愈。内用：

白术、当归、柞木枝、薏苡仁各五钱，茯苓、生甘草、萆薢、泽泻各二钱，肉桂、红花各一钱，黄芪一两

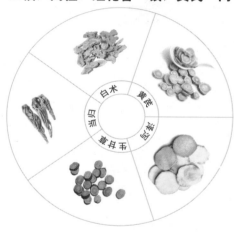

水煎服，愈多愈佳。外用：

蚯蚓粪、马齿苋各一两，黄柏五钱，朱砂四钱，血竭、乌桕根、胡粉各三钱，潮脑二钱，轻粉一钱，麝香三分

共为末，以豚脂调为膏，贴于油纸上，视疮之大小贴之，外用包扎，任其出水，换药膏时，先以金银花煎汤温洗，不数日即愈。

◇ 治翻花疮神方

翻花疮，疮口内肉突出如菌如

蕈，故有此名。虽无痛苦，然久流鲜血，则易致虚损。治宜滋肝补血，益气培元。外用：

乌梅

煅灰，敷之。或以：

马齿苋

煅灰，豚脂调敷。剧者用：

铜绿、铅粉等份

研细，香油调敷。或以：

苍耳叶

捣汁，日涂数次，亦有效。

◇ 治内外疮神方

疮有内外之异，因脏腑内蕴有湿毒，乃外发为疮；亦有因打扑抓磕，或遇毒虫恶犬咬破损伤，因而成疮者。治法首宜节欲慎房。内服：

人参二钱，白术三钱，茯苓、当归、生黄芪各二钱，生甘草、柴胡、半夏各一钱，金银花五钱，陈皮、升麻各五分

水煎服，连用四剂。外用：

龙骨二钱，乳香、没药各一钱，血竭、轻粉各五分，阿魏二分

研成细末，再以水飞净黄丹一两、生芝麻一合（捣末）、香油三两，共入锅熬数沸，加入各药粉末；临起锅时，再加冰片、麝香各一分，搅匀。用甘草煮油纸两面，将药膏摊于其上，临用时先以葱二条，将疮口洗净，再将内服药滓用水煎之，洗疮口一次，乃贴药膏于其上，数日可愈。

◇ 治黄水疮神方

黄水疮又名滴脓疮，言脓水所到之处，即成疮也。治法宜：内服除湿清热之药，佐以凉血之剂。方用：

茯苓三钱，苍术、荆芥、蒲公英各二钱，防风、黄芩、半夏各一钱，当归五钱

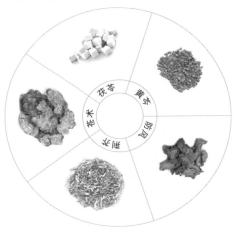

水煎服四剂。外用：

雄黄、防风各五钱，荆芥、苦参各三钱

水煎汤，取二碗，洗疮即愈。

◇ 治瓜藤疮神方

此疮一生十余个，极易滋蔓。宜用：

尖尾芋、茄子叶、五月艾、葱、姜各适量

共捣烂，醋煮涂敷。

◇ 治天蛇疮神方

此疮生于皮肤，似癞非癞，由草中花蜘蛛蜇伤所致。治宜内服。

秦艽

煎汤，饮之。外用：

蜈蚣一条

研末，和猪胆汁，调涂之。

◇ 治蜘蛛疮神方

形如蛛网，痒不能忍，先用苎麻丝搓疮上令水出。次以：

雄黄、枯矾等份

为末，干擦之极效。

◇ 治蛇形疮神方

形如蛇故名。内用：

雄黄

冲酒服。外用：

雄黄

麻油调敷，颇效。

◇ 治蜂窝疮神方

形如蜂窝故名。以：

胡粉、朱砂等份

为末，白蜜调敷，极效。

◇ 治鱼脐疮神方

生于肘肚与小腿肚间，极疼痛。初起一二日，先用灸法，极易解散。内服：

金银花一两，当归、黄芪各五钱，生甘草、青黛、地榆各二钱，白矾一钱

水煎服。

◇ 治鱼脊疮神方

多生筋骨间，坚凝作痛，初起时为白色小疮，渐长成鱼脊状，久则溃流黄水。宜初起时用：

老蒜

切片如三文钱厚，置疮上。再以艾一团，如豆大，安蒜片上烧之。蒜坏再换，痛定乃止。内用：

人参、白术、茯苓、川芎、金银花、当归各一钱，白芷、皂角刺、桔梗、甘草各五分

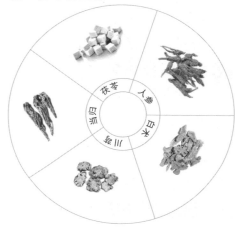

水二碗，煎八分，食后服。脾弱者去白芷，倍用人参。

◇ **治猫眼疮神方**

形似猫儿眼而有光彩，故名。无脓无血，时痛时痒，一名寒疮。用：

生草乌三两，生姜二两，煨白芷、炒南星各一两，肉桂五钱

共为末，烧酒调敷，多食鸡、鱼、蒜、韭，忌用鱼、虾、蟹。

◇ **治缠腰龙神方**

生腰下，长一二寸，或碎如饭，或红腰坚硬。以：

雄黄

研末，醋调敷，极效。

◇ **治卷毛疮神方**

生于头上，状如葡萄。用：

黄柏一两，乳香二钱五分（共为末），槐花（煎浓汁）

二者调作饼，贴疮口。并用：

吴茱萸

研末，醋调，敷两足心，即愈。

◇ **治寒毛疮神方**

豆腐渣滓

炒热，敷患处，布包紧，冷则更易，一宿即愈。

◇ **治对口疮神方**

生后颈正中处，以：

鲜茄子十四枚，生何首乌二两

煎服二三剂，未破即消。已破拔脓生肌，虽根盘八九寸宽，大者亦效。外用：

贝母

研末，敷之。或寻取：

韭地蚯蚓

捣烂，以凉水调敷。

◇ **治骨羨疮神方**

生于神堂二穴，或膈关、膈俞之穴上，此疮不痛而痒，痒极必搔抓，愈搔抓而愈痒，终至皮破肉损，骨乃尽见。方用：

人参五钱，当归、黄芪各一两，金银花二两，茯苓、贝母各三钱

水煎服，数剂后，即痒止而愈。

◇ **治羊胡疮神方**

生于下唇及颌下，宜内服除湿清

中医经典华佗神方

热之剂。方用：

茯苓二钱，天花粉一钱五分，炙甘草、白术、苍术、蒲公英、泽泻、

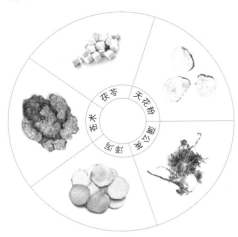

猪苓各一钱，白芷、羌活各五分

水煎服。外用：

轻粉一钱，黄丹三钱，儿茶、炒黄柏各三钱，枯矾五分，冰片三分

各为细末，湿则干掺；干则香油调敷，数日即愈。

◇ 治蛇窝疮神方

生于脐腹，上下左右无定处，其形如蛇，重者溃深，轻者腐浅，或有皮肉，蠕蠕暗动，欲行而不可得者。治用：

蜈蚣十条，雄黄、生甘草各三钱

研为末，浸于香油二两中，随浸随涂，极效。

◇ 治石疖神方

疡之小者曰疖，其根硬者曰之石疖。以：

白菊花叶

捣汁，调白蜜敷之，更以渣敷四围，留头不敷。俟毒水流尽，即消。

◇ 治软疖神方

代赭石、虢丹、牛皮胶等份

为末，陈酒一碗冲之，俟澄清后服下。更以渣外敷，干则易之。

◇ 治坐板疮神方

生于臀上，痒而兼痛。内用：

白术五钱，茯苓三钱，泽泻二钱，猪苓、黄柏各一钱，肉桂二分

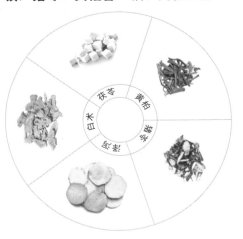

水煎服。外用：

萝卜种一两

火煅存性为末，敷于新瓦上，煨微热，坐其上，数次自愈。或以：

松香五钱，雄黄一钱

研末，湿痒加苍术三钱，以棉纸捻成条，豚脂浸透，烧取油搽上立愈。又以：

灰苋

烧为末，掺于疮上，亦效。或以：

轻粉二钱，石膏六钱

共为末，灯油调敷，即愈。

◇ 治瘰痕疬神方

古旧瓦片

火煅，醋淬，凡七次为末，香油调敷。

◇ 治痔神方

病之种类甚多，如肛门旁生肉，如鼠乳出孔外，时时流脓血者，名曰牡痔；若肛边肿痛生疮者，名曰酒痔；肛边有核痛及寒热者，名曰肠痔；若大便辄有出血者，名曰血痔；若大便难，肛良久肯入，名曰气痔。统治之方亦甚多。

（一）儿茶、麝香，唾津调敷。

（二）先以皂角烟熏之，次以鹅胆汁调白芷末涂之。

（三）赤足蜈蚣焙为末，与冰片少许同研，唾液调敷。

（四）生槐（煎）五分，皂角二两，麝香、雄黄、莨菪、丁香、木香、炙鳗鲡鱼各二分。

上各药为五丸，取净瓶可容一升者，掘地埋之，着一叠子于瓶上，钻叠子作孔。纳火瓶中灰盖之，然后纳药一丸烧之，以下部着叠孔上坐，便通汗，尽一丸，药即止。

（五）以无花果叶煎汤熏洗，能止痛，极有效。

◇ 治痔疮作痒神方

水银、枣膏各二两

同研，绵裹纳下部，翌日虫出痒止。或以：

猪大肠六两，蚯蚓十余条

煮融，去蚓食肠，极效。

◇ 治痔疮出血神方

内用：

当归尾一钱五分，生地黄、黄连、炒地榆、生侧柏各二钱，赤芍、枳壳、炒黄芩、炒荆芥各一钱，炒槐角三钱，升麻、甘草各五分，天花粉八分

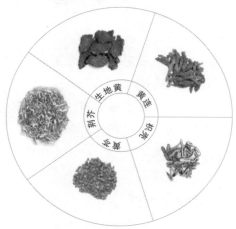

水煎服，三四剂后，即痛止肿消。外用：

地骨皮、槐花、韭菜根、朴硝各二两，白矾、紫苏叶各五钱，葱头七个

用水十五大碗，煎百沸，倾净桶内，令患者坐之，四周密闭，勿令泄气，先熏后洗，俟痔出黄水为度。

◇ 治久远痔漏神方

墙上生之绿苔（刮下之，需五钱，火焙干为细末），羊蹄壳五副，

炒白术、白芷各一两，茯苓二两，槐花五钱

共为细末，米饭为丸，每日临卧，先服一钱，后压之，一月即愈。

◇ **治痔疮肿痛神方**

以壁上背包蜒蚰一个

捣为泥，入冰片、薄荷少许，同敷极效。

◇ **治内外痔神方**

在肛门内外皆有之，遇大便即出血疼痛者是。用：

胡黄连五钱，血竭、儿茶各二钱，熊胆三钱，冰片一钱，麝香三分

共研细，水调敷，日凡三四次。

◇ **治内痔神方**

在肛门之内，大便时则出血，便毕以手按之，良久乃入。

内用：

生枳壳三两，陈皮一两

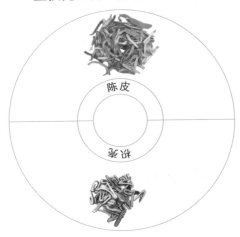

水煎服。

外用：

生草乌尖一钱，刺、皮末三钱，枯矾五分，冰片三分

各为细末，用葱汁调药，送入肛门，约一时许，其痔即翻出，洗净之。用：

鸡粪四两（取公鸡母鸡各一，饿之二日，次早以猪胰子切碎，拌糯米粉一二合，喂之，凡越六七日，得粪四两，晒干候用），雌黄、雄黄各六钱，明矾、皮硝各一两，胆矾五钱

共为末，倾入银罐内，火煅出青烟为度，加：

乳香、没药各三钱，冰片五分

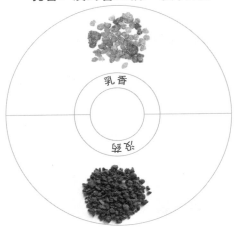

用唾津调敷，七日后其痔自脱。再用珍珠散敷之，使收口。内服收肛散。

珍珠散方如下：

珍珠、石膏、赤石脂、轻粉各一钱，白龙骨三钱，孩儿骨五分，冰片二分

共为末。

收肛散方如下：

陈皮三两，枳壳一两

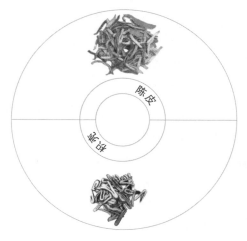

水二碗，煎一碗服。

◇ **治外痔神方**

　　金脚砒二钱，白矾一两

　　共为末，倾银罐内，煅至烟尽为度。加：

　　蝎尾七个，生草乌

　　研末和入前药，涂疮上，凡七日而根脱。

◇ **治鸡冠痔神方**

　　黄连末

　　敷之，加赤小豆末尤效。

◇ **治野鸡痔神方**

　　先用槐柳煎水熏洗，次以艾灸七壮即愈。

◇ **治翻花痔神方**

　　肛门周遭翻出如碗，肉色紫黑，疼痛异常，时流血水。

　　内用：

缸砂一两（水浸半月，微煅），条芩（每斤用皂角、柏子仁、侧柏各四两，水煎煮半日，汁干为度）、黄连、槐角各二两，栀子、黄花地丁各一两，青黛五钱

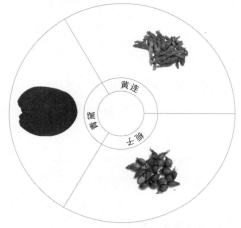

　　共为末，用柿饼肉为丸，大如梧子，每服四五十丸，空心清汤送下。

　　外用药水熏洗。后再用药线扎之。药线制法如下：

　　鲜芫花根、雷丸、蟾酥各一钱，草乌三钱

　　水二碗，煎一碗，去渣取汁，以生丝一钱，入药汁内，以文火熬汁将干，取出晒干，再浸再晒，以汁尽为度，收藏候用，至六七月，取露天蛛丝合成药线。

◇ **治血箭痔神方**

　　与内痔同，但无痛痒耳。大便时不问粪前粪后，俱射血如箭。治法用：

　　百草霜四两，黄芩、栀子各一

两，黄连、槐花、地榆各五钱

共为末，糊为丸，每服三钱，清汤下。

◇ 治无名肿毒神方

无名肿毒者，以其随处而生，不按穴次。不可以命名也。非速行医治，常有生命之虞。方用：

朱砂、雄黄、硼砂、血竭、苦葶苈、没药（去油）各二钱，乳香（去油）、蟾酥（人乳浸）、牛黄、冰片、沉香各一钱，麝香、珍珠、熊胆各六分

先将诸药研成细末，次以人乳浸透蟾酥，研入诸药中和匀，为丸如梧子大，金箔为衣。

凡遇有无名肿毒及各种疮毒，可用药一丸，压舌根底，含化，随津咽下。药尽，用葱白与酒，随量饮之，覆被取汗，极有效验。合药宜秘，三七日更妙（即每月初三、初七等）。

◇ 治无名恶疮神方

本方功效极伟，能起死回生，夺造化之权，凡痈、疽、疔毒及中一切毒禽恶兽肉毒所致之疮俱可治之。用：

硼砂、黄丹、硇砂、巴豆（去油）、人言（即砒霜）各一钱，朱砂二钱，斑蝥、蟾酥、乳香、血竭、没药各三钱，麝香、半夏各五分

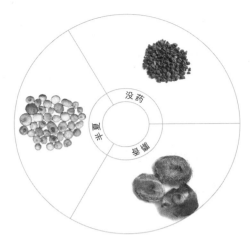

共研细末，用第一次生小儿乳汁捣蜗牛为丸，如绿豆大，每服五七丸，各随症饮送下，亦分上下前后服之。

◇ 治一切风毒神方

凡肩背、腰俞、臂、腿、环跳、贴骨等处，感受风寒湿气，致漫肿无头，皮色不变，酸痛麻木者，是名风毒。可急用：

沉香、丁香、木香各五分，乳香六分，麝香一分

共研匀，将大核桃壳半个，属性药末至将满。覆痛处，外灸以艾团一二壮，不觉热，十余壮稍觉痛，即愈。

◇ 治诸疮不破头神方

硇砂二钱五分，白丁香、轻粉各一钱五分，巴豆五分

共为细末，以醋调涂疮上，头自破。

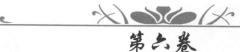

第六卷
华佗妇科神方

◇ **治月经不通神方**

桃仁、朴硝、牡丹皮、射干、土瓜根、黄芩各三两，芍药、大黄、柴胡各四两，牛膝、桂心各二两，水蛭、虻虫各七十枚

上十三味，以水九升，煮取二升，去滓分三服。

◇ **治室女经闭神方**

黄芩、牡丹皮、桃仁、瞿麦、川芎各二两，芍药、枳实、射干、海藻、大黄各三两，虻虫七十枚，蛴螬十枚，水蛭五十枚

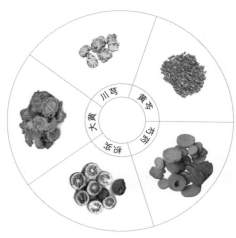

上以水一斗，煮取三升，分三服。服两剂后，灸乳下一寸黑圆际各五十壮。

◇ **治月经不调神方**

用白毛乌骨牡鸡一只，糯米喂七日，勿令食虫蚁野食，以绳缢死，去毛与肠，以：

生地黄、熟地黄、天冬、麦冬各二两

纳鸡腹，以陈酒入陶器煮使烂，取出去药，桑柴火焙至焦枯捣末。再加：

杜仲（炒）二两，人参、甘草（炙）、肉苁蓉、补骨脂、茴香、砂仁各一两，川芎、白术、丹参、当归各二两，香附四两

上以醋浸三日后，焙干研末，和前药酒调，面糊为丸，空腹温酒下五十丸。

◇ **治经行不止神方**

金毛狗脊（去黄毛）、威灵仙、良姜、赤芍药各一两，熟艾二两（醋熬焙干为末），附子（炮）半两

上共为末，以药一半，同醋煮面糊，和余一半药末为丸，如桐子大。每服十丸，食前空腹温酒下。

◇ **治月经逆行神方**

犀角、白芍、牡丹皮、枳实各一钱，黄芩、橘皮、百草霜、桔梗各八分，生地黄一钱，甘草三分

水二升，煎取八合，空腹服下，数剂自愈。又或以茅草根捣汁，浓磨沉香服五钱，并用酽醋贮瓶内，火上炙，热气冲两鼻孔，血自能下降。

◇ 治痛经神方

妇人行经时，腹痛如绞，谓之痛经。其症有郁热与虚寒之异，郁热者宜用：

黄连（酒煮）八两，香附（炒）六两，五灵脂（半炒半生）三两，当归尾二两

上捣筛，粥为丸，空腹汤下三四钱，服久自愈。

若系虚寒，则用：

人参、黄芪、当归、白术各一两，肉桂一钱，附子（炮）一枚

水煎，服至二三十剂当愈。

◇ 治经前腹痛神方

当归尾、川芎、赤芍、牡丹皮、香附（制）、延胡索各一钱，生地黄、红花各五分，桃仁二十五粒

水煎服，瘠体加黄芩、黄连各一钱。肥体加枳壳、苍术各一钱。

◇ 治经后腹痛神方

人参、香附、白术（醋炒）、茯苓、当归、川芎、白芍、生地黄各一钱，甘草（炙）、木香各五分，青皮七分

姜枣为引，水煎服。

◇ 治经来呕吐神方

白术一钱，丁香、干姜各五分

上捣，筛为散，空腹米汤下。

◇ 治经来色绿神方

附子三钱，鹿茸一钱，山药、肉苁蓉、肉桂、蒲黄（炒）、当归、山茱萸各五钱，白芍一两，熟地黄一两五钱，乌骨鸡肉（去皮油，酒蒸）三两

共捣，米糊为丸，空腹酒下一百丸。

◇ 治经来色黄神方

当归、乌药、川芎、延胡索、茴香、白芍各八钱，熟地黄一钱

姜枣引，水煎空腹服。

◇ 治经来色紫神方

当归尾、川芎、赤芍、香附、生地黄、黄连、牡丹皮、甘草各一钱

水煎服。

◇ 治经来色淡神方

人参、白术、茯苓、当归、川芎、熟地黄、黄芪（炙）、香附（制）各一钱，甘草（炙）

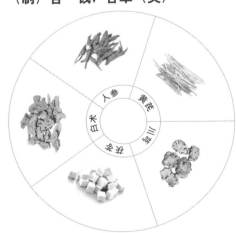

五分，姜枣引，水煎服。

◇ **治经来声哑神方**

生地黄、天冬、肉苁蓉、当归各五钱，细辛五分

水煎服，颇效。

◇ **治经来房事相撞神方**

本症俗名撞红。以：

明雄黄（水飞净）三钱

陈酒冲服，一次即愈。

◇ **治崩中神方**

妇人崩中，昼夜十数行，各药不效。宜急用：

川芎八两

以酒四升，煎取三升，分三服，不饮酒者，水煮亦得。

◇ **治白崩中神方**

川芎、阿胶（炙）、桂心、赤石脂、小蓟根各二两，干地黄四两，伏龙肝（鸡子大）七枚

上以酒六升，水四升，煮取三升。去滓，纳胶令烊，分三服，日三。

◇ **治崩中去血神方**

龙骨、赤石脂各六分，乌贼鱼骨、牡蛎粉、肉苁蓉各五两，鳖甲（炙）、芍药、续断各八分

上捣散，饮服方寸匕，日三，渐加之。

◇ **治崩中赤白不绝困笃神方**

禹余粮五两，白马蹄十两，龙骨三两，鹿茸二两，乌贼骨一两

上捣末，蜜丸梧子大，酒下二十丸，日再，以知为度。

118

本文惟久崩困笃者宜之，若瘀血固结，小腹坚满者，则又未可轻试之。（孙思邈注）

◇ **治漏下不止神方**

鹿茸、阿胶各三两，乌贼骨、当归各二两，蒲黄一两

上制下筛，空腹酒服方寸匕，日三夜二。

◇ **治漏下去赤神方**

白术二两，黄柏二两半，白薇五钱

上制下筛，空腹酒下方寸匕，日三。

◇ **治漏下去黄神方**

黄连、大黄、桂心各五钱，黄芩、䗪虫、干地黄各六钱

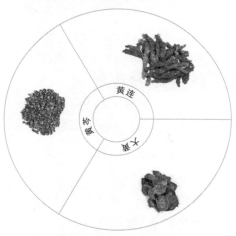

黄连

黄芩

大黄

上制下筛，空腹酒下方寸匕，日三。

◇ **治漏下去青神方**

大黄、黄芩、白薇各五钱，桂心、牡蛎各六钱

上制下筛，空腹酒下方寸匕，日三。

◇ **治漏下去白神方**

鹿茸一两，白敛十八铢，狗脊半两

上制下筛，空腹米饮下方寸匕，日三。

◇ 治带下神方

枸杞子一升，生地黄五升

以酒一斗，煮取五升，分三服。

◇ 治赤白带下神方

禹余粮、当归、川芎各一两半，赤石脂、白石脂、阿胶、龙骨、石苇各一两六钱，乌贼骨、黄柏、白薇、黄芩、续断、桑耳、牡蛎各一两

上为末，蜜和丸梧子大，空腹饮下十五丸，日再，加至三十丸为度。

◇ 治白带神方

冬术五钱，茯苓、红鸡冠花各三钱，车前子一钱五分

水煎服。

◇ 治白浊神方

陈皮、半夏（制）、茯苓、白术、益智仁（盐水炒研）、苍术各一钱，升麻、柴胡各七分，甘草（炙）五分，生姜五片

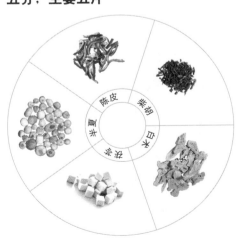

上以水煎服。

◇ 治白淫神方

是为男精射入后，不能摄收，即随小便而出者。用：

风化石灰一两，茯苓三两

研末，糊丸如梧子大，空腹米饮下二三十丸。

◇ 治白沃神方

妇女经水不利，子脏坚僻。中有干血，即下白物如浆，是名白沃。以：

矾石（烧）、杏仁各一分

捣末，蜜和丸枣核大，纳子脏中，日一易。

◇ 治带下有脓神方

白芍、白矾各五钱，白芷一两，单叶红蜀葵二两

上为末，蜡和丸梧子大，空腹及食前各服十丸，脓尽自愈。

◇ 治妇人不孕神方

凡妇人立身已来，全不生产，及断续久不生产三十年者，服此必能生子。方用：

朴硝、牡丹皮、当归、大黄、桃仁各三铢，厚朴、桔梗、人参、茯苓、桂心、甘草、牛膝、橘皮各二铢，附子六铢，虻虫、水蛭各十铢

上以清酒、水各五升，合煮取三升，日三夜一，分四服。每服相去三时，更服如常，覆衣取少汗。在冬日叮着火笼子，必下积血及冷赤脓如赤小豆汁，本为妇人子宫内，有此恶物使然，是为冷血，能使不受胎，故必忍之，使此冷血下尽始良。方乃以：

皂荚、山茱萸、当归各一两，细辛、五味子、干姜各二两，大黄、矾石、戎盐、蜀椒各五钱

上为末，以绢制袋，大如指，长三寸，盛药令满，纳妇人阴中，坐卧任便，勿急于行走，小便时去之。则一日以后，必下青黄冷汁，可幸御自有子。若未见病出，亦可安之十日，并用：

紫石英、天冬各三两，当归、川芎、紫葳、卷柏、桂心、乌头、干地黄、牡荆、禹余粮、石斛、辛夷、人参、桑寄生、续断、细辛、厚朴、干姜、食茱萸、牡丹皮、牛膝各三十铢，柏子仁、薯蓣、乌贼骨、甘草各一两半

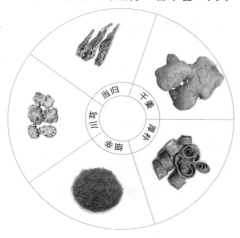

上二十六味为末，蜜和丸如梧子大，酒服十丸，日三，渐渐增三十丸，以腹中热为度。

不禁房事，夫行不在，不可服。

◇ **治妇人黄瘕神方**

本症之原，为妇人月水始下。若新伤坠，血气未止，卧寝未定，脏腑虚弱，因向大风便利，是生黄瘕。其候四肢寒热，身重淋露，卧不欲食，左肋下有气结牢，腰背相引痛，月水不利，善令人不产。治用：

皂荚（炙去皮子）、蜀椒各一两，细辛六分

上捣散，以三角囊大如指，长二寸贮之，取纳阴中，闷则出之，已则复纳之，恶血毕出，乃洗以温汤，三日勿近男子。

◇ **治妇人青瘕神方**

本症之原，为妇人新生未满十日起，行以汤浣洗太早，阴阳虚，玉门四边皆解散。又或当风睡卧，及居湿地及湿席，不自谨慎，能令恶血不除，结热不得散，则生青瘕。其候左右肋下有气，喜唾，不可多食，四肢不欲动摇，恍惚善梦，手足肿，面目黄，大小便难，令人少子。治用：

戎盐一升，皂荚（炙去皮子）五钱，细辛一两六钱

上捣散，以三角囊大如指，长三寸，贮之，纳阴中，但卧瘕当下，青如葵汁。

◇ **治妇人燥瘕神方**

本症之原，为妇人月水下恶血未尽，于暑月中疾走或操劳，致气急汗流，遂令月水与气俱不通利。其候在腹中有物大如杯，能上下流动，时欲呕吐，卧时多盗汗，足酸不耐久立，小便失时，忽然自出若失精，小便涩难，有此病亦令人少子。治用：

大黄（如鸡子大）一枚，干姜二两，鸡内金（炙）一枚，黄连二两，桂心一尺，䗪虫三枚，厚朴（炙）十铢，郁李仁（去皮尖熬）一两

上捣散，空腹以温酒一盏和三钱匕顿服，瘕当下，三日内勿近男子。

◇ 治妇人血瘕神方

本症之原，为妇人月水新下，未满日数而中止。因饮食过度，五谷气甚，溢入他脏，血下走于肠胃之间，流落不去，内有寒热，与月水会合，是生血瘕。其候腰痛不可俯仰，横胁下有积气，牢如石，少腹背脊腰股皆痛，阴里若生子，月水不时，令人无子。治用：

干姜、乌贼骨（炙）各一两，桃仁（去皮尖熬）一两

上捣散，酒下二方寸匕，日二。

并用：

大黄、当归各半分，山茱萸、皂荚（去皮子炙）各一两，细辛、戎盐各二十六铢

上捣散，以香脂为丸如指大，以绵裹纳阴中，正坐良久，瘕当下，养如乳妇之法。

◇ 治妇人脂瘕神方

本症之原，为妇人月水新下。或生未满三十日，其人未复，以合阴阳，遂生脂瘕。其候四肢肿满痛痹，腰背如刺，腹中切痛，时或头眩，月水不时，大小便血不止，令人无子，治用：

皂荚（去皮子）十八铢，矾子（烧）六铢，五味子、蜀椒、细辛、干姜各半两

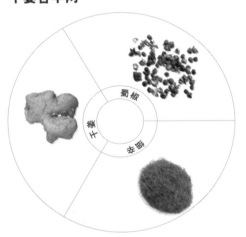

上捣散，以香脂和如大豆，着男子阴头，以合阴阳，不三行，其瘕乃愈。

◇ 治妇女狐瘕神方

本症之原，为妇人月水当日数来，而反悲哀自恐，或远行逢暴风疾雷电惊恐，被湿罢倦，少气，精神游亡，邪气入于阴里不去，是生狐瘕。其害能食人子脏，令人月水，闭而不通，胞门子户，不受男精，状似有身，嗜食多呕，患此者终生无子。治用：

新死鼠一枚

裹以新絮，涂以黄土，穿地埋鼠其中，以桑薪灼其土，一日夜取出，去絮，纳桂心末六铢，酒服二方寸匕，病当下。甚者不过再服，瘥止。

◇ 治妇女蛇瘕神方

本症之原，为妇女月水已下，新止适闭未复，胞门子户劳动，阴阳未平，营卫分行。若中风暴病，或起行当风，或坐湿地，或行远道，并饮污井之水。进不洁之食，使蛇鼠之精，吞入腹中，是生蛇瘕。其患能上食人之肝心，越时既多，腰背股胫俱痛，时发寒热，月水多寡不定。患此者不复生子。治用：

大黄、黄芩、芒硝各半两，甘草（炙）大如指者一尺，乌贼骨二枚，

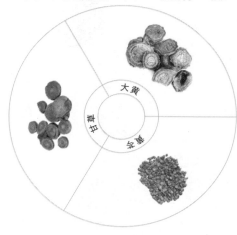

皂荚（去皮子尖）六枚

上以水六升，煮之三沸，去滓下硝，适寒温，空腹服之，当下。

◇ 治妇女鳖瘕神方

本症之原，为妇人月水新止，其人剧作，罢劳汗出，衣服湿润，不以时去之。或当风睡卧，足践湿地；或入水洗浴，不以时出，神不守舍，则水气与邪气乘之，是生鳖瘕。其候少腹内切痛，有物如小杯，左右上下于腹中，若存若亡，腰背亦痛，月水不通，面目黄黑，脱声少气，治用：

大黄六分，干姜、侧子各半分，附子、人参各九铢，䗪虫（熬）一寸匕，桂心一两六铢，细辛、土鮪各十八铢，白术一两

上捣散，酒下方寸匕，日三，瘕自下。

◇ 转女为男神方

凡妇人始觉有孕，急服此方，能转女为男，并得安胎。

丹参、断续、芍药、白胶、白术、柏子仁、甘草各二两，人参、川芎、干姜各三十铢，吴茱萸、橘皮、当归各一两十八铢，白芷、冠缨（烧灰）各一两，干地黄一两半，芜荑十八铢，大卵（干）一具，东门上雄鸡头一枚

上为末，蜜和丸梧子大，酒下十丸，日再，稍加至二十丸。又以斧一柄，置产妇卧床下，仍系刃向下，勿令人知，并取雄黄一两，绛囊盛带之，需女者带雌黄。

◇ 治断产神方

蚕子故纸一方

烧为末，酒服之，终身不产。或以油煎水银。

一日忽息，空服枣大一丸，永断，不损人。若已有身，欲去之。可用：

瓜蒌、桂心各三两，豉一升

以水四升，煎一升半，分服之。

◇ 治乳痈神方

患者乳房胀大坚硬，色现赤紫，衣不得近，痛不可忍。治用：

大黄、芍药、枳实、马蹄（炙令黄）

上四味，各等份为末，酒服方寸匕，覆取汗，当睡着，觉后肿处散不痛，经宿乃消，百无失一。明晨更服一匕。忌冲风寒食。

◇ 治乳岩神方

本病初起时，用：

鲜蒲公英连根叶

捣汁，酒冲服，随饮葱汤，覆被卧令取汗当愈。如已溃烂，宜用：

蜂房、雄鼠矢、川楝子各等份

瓦煅存性，为末擦之。内用：

大瓜蒌（多子者佳）一枚，当归五钱，甘草四钱，没药三钱，乳香一钱

以陈酒二碗煎八分，温服。或去当归加皂角刺一两六钱，效尤速；将愈，加参、芎、术，以培其元。

◇ 治乳疬神方

取水仙之已萎者，悬檐下风干，捣烂敷之，极效。

◇ 治乳肿神方

桂心、甘草各二分，乌头（炮）一分

共为末，和苦酒涂纸覆之。脓既化为水，极神效。

◇ 治乳吹神方

凡妊娠未产而乳房肿痛曰乳吹。治用：

砂仁五分（研），冬葵子八分（研），蒲公英五钱，瓜蒌仁三钱

水煎服。外用：

生南星

为末，温水调敷。

◇ 治妒乳神方

妇人产后宜勤挤乳，否则令乳汁蓄积，或产后不自饮儿，及失儿无儿饮乳，皆成妒乳。

治用：

连翘、升麻、杏仁（去皮尖）、射干、防己、黄芩、大黄、芒硝、柴胡各三两，芍药、甘草（炙）各四两

上以水九升，煮取三升，分服。

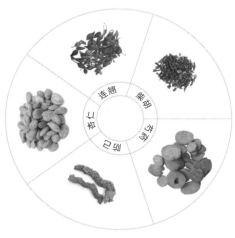

外用：

榍皮

水煎汤，洗患部，极效。

◇ 治乳上湿疮神方

露蜂房五钱，轻粉（煅）五分，龙脑一分

共研末，以金银花煎汁调涂，日三四次，自效。

◇ 治乳头破裂神方

龟甲（炙）三钱，龙脑五分

研极细，香油调搽。

◇ 治乳汁不下神方

鲫鱼长七寸一尾，豚脂半斤，漏芦、石钟乳各八两

上以清酒一斗二升合煮，鱼熟药成，绞去滓。适寒温，分五服。其间相去须臾，一饮令药力相及为佳，乳即下。

◇ 治无乳汁神方

母猪蹄四枚，土瓜根、通草、漏芦各三两

先将蹄洗净，以水二斗，煮取一斗，去蹄，纳诸药其中，煮取六升，去滓，内葱白、豉，着少米，煮作稀粥，食后觉微热有汗佳。若仍无乳，更两三剂。

◇ 治乳汁过少神方

猪蹄四枚，黄芪八两，干地黄、当归、断续各四两，牛膝二两

同煮绞浓汁，入蜜四两，熬如饴。每温酒服一匙，乳汁自能增多。

◇ 治乳汁过多神方

麦芽（炒）三钱

煎浓汁饮之，日凡一次，乳汁自能减少。唯不可多服，以乳汁减至适量为度。

◇ 治阴脱神方

皂荚（去皮子炙）、半夏（洗）、大黄、细辛各四分，蛇床子六分

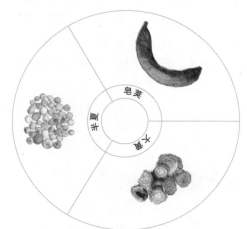

上捣散，薄绢袋盛如指大，纳阴中，日二易。内用：

当归、黄芩、牡蛎（熬）各二两，芍药一两半，猬皮一两

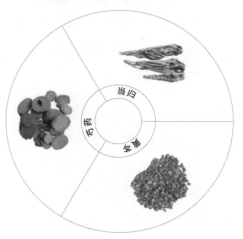

上捣散，酒下方寸匕，日三，禁

中医经典华佗神方

举重。

◇ 治阴挺神方

蜀椒、乌梅、白及各二分

上捣筛，以方寸匕绵裹内阴中，入三寸，匕中热，明旦更着，瘥止。（"匕中热"即一方匕的药在阴中发热）

◇ 治阴吹神方

阴吹者，因胃气下泄，阴中出声，如大便矢气之状，连续不绝。治用：

猪膏半斤，乱发如鸡子大三枚

上合煎之，发消药成，分二次服，病从小便出。

◇ 治阴痛神方

防风三两，大戟二两，蕲艾五两

上以水一斗，煮取五升，温洗阴中，日可三度，良。

◇ 治阴痒神方

蚺蛇胆、雄黄、石硫黄、朱砂、峭粉（思邈水银粉即谓峭粉）、藜芦、芫荑各二分

上捣研极细，和匀，以豚脂和如泥，取故布作篆子如人指，长一寸半，以药涂上，插孔中，日一易。易时宜以猪椒根三两煮汤洗，拭干内药佳。

◇ 治阴肿神方

白矾（熬）、大黄各一分，甘草（炙）半分

上捣筛，取枣大绵缠，导阴中，二十日即愈。

◇ 治阴疮神方

川芎、藜芦、雄黄、丹砂、蜀椒、细辛、当归各一分

上捣散，取方寸匕，绵裹纳阴中。

◇ 治阴蚀神方

蛇床子，当归、芍药、甘草各一两，地榆三两

水五升，煮二升，洗之，日三夜二。更以：

蒲黄一升，水银一两

捣研，敷其上，自愈。

◇ 治阴冷神方

吴茱萸

纳牛胆中令满，阴干之，历百日后，取二十七枚绵裹之，齿嚼令碎，纳阴中良久，热如火。惟须日用无止，庶克无济。

◇ 治小户嫁痛神方

甘草三两，芍药半两，生姜十八铢，桂心六铢

上以酒二升，煮三沸，去滓，尽

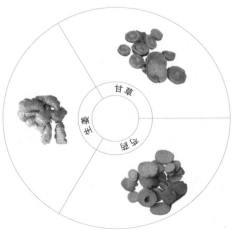

服，神效。

◇ 治阴宽神方

兔屎、干漆各半两，鼠头骨二具，牝鸡肝两具（阴干百日）

上为末，蜜和丸如梧子。月初七日合时，着一丸阴头，令徐徐内入，三日知，十日小，五十日如十五岁童女。

◇ 治交接辄出血神方

桂心、伏龙肝各二两

共研末，酒下方寸匕，立止。

◇ 治交接即痛神方

黄连一两半，牛膝、甘草各一两

以水四升，煮取二升，洗之，日四度。

◇ 治妇人伤于丈夫神方

凡妇人伤于丈夫，其候四体沉重，嘘吸头痛。治用：

香豉、葱白各一升，生地黄八两，生姜四两，芍药三两，甘草二两

上以水七升，煮取二升半，分三服。不瘥重作，慎房事。

◇ 治童女交接及他物伤神方

患者出血不止，急取釜底墨研胡麻敷之；或烧茧絮灰涂之；或割鸡冠取血涂之，均效。

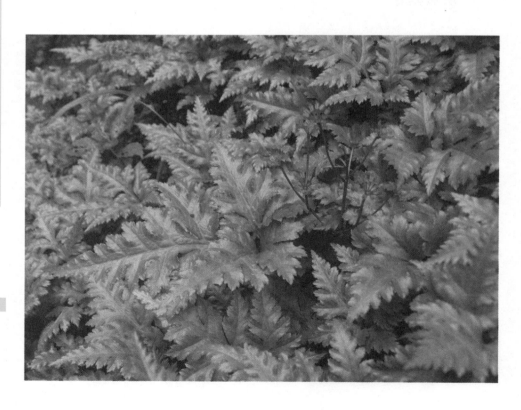

第七卷
华佗产科神方

◇ 治安胎神方

厚朴（姜汁炒）、蕲艾（醋炒）各七分，当归（酒炒）、川芎各一钱五分，黄芪、荆芥穗各八分，菟丝子（酒泡）一钱，白芍（酒炒）二钱，羌活、甘草各五分，枳壳（面炒）六分

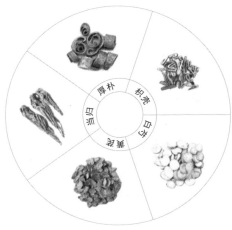

上以水二碗，煎取一碗，临服时再用贝母去心为末一钱，以药冲服。此方功效极伟，凡妊娠七月者，服一剂；八月者服二剂；九月、十月皆服三剂；临产服一剂。且凡胎动不安，势欲小产，及临产艰危，横生逆产，儿死腹中，皆可服之，极有奇效。惟预服者空心温服；保产及临产者，皆临时热服。一剂不足，继以二剂。如其人虚弱，可加人参三五分，更佳。

迫已产后，切忌入口，慎之。

◇ 治妊娠恶阻神方

患者心中愦闷空烦，吐逆，恶闻食气，头眩体重，四肢百节，疼烦沉重，多卧少起，恶寒，汗出，疲极黄瘦。治用：

半夏、生姜各三十铢，干地黄、茯苓各八十铢，橘皮、旋覆花、细辛、人参、芍药、川芎、桔梗、甘草各十二铢

上以水一斗，煮取三升，分三服。

◇ 治妊娠呕吐神方

青竹茹、橘皮各十八铢，茯苓、生姜各一两，半夏三十铢

以水六升，煮取二升半，分三服，不瘥重合。

◇ 治妊娠吞酸神方

人参、白术、半夏、陈皮、茯苓、甘草（炙）、枳实（炒）、神曲（炒）、砂仁（研）各五分

姜引水煎，食后服。

◇ 治妊娠心痛神方

青竹茹一升，白蜜三两，羊脂八两

上三味合煎，食前服，如枣核大三枚，日三。

127

◇ 治妊娠腹痛神方

鲜生地黄三斤

捣碎，绞取汁。用清酒一升合煎，减半，顿服。

◇ 治妊娠伤寒神方

石膏八两，大青、黄芩各三两，葱白一升，前胡、知母、栀子仁各四两

水七升，煮取二升半，去滓分五服，相去如人行七八里久，再服。

◇ 治妊娠患疟神方

常山二两，黄芩三两，甘草一两，石膏八两，乌梅十四枚

上以酒水各一升半，合渍药一宿，煮三四沸，去滓。初服六合，次服四合，后服二合，凡三服。

◇ 治妊娠霍乱神方

白术、紫苏、黄芩各钱半，藿香、橘皮、甘草各一钱，砂仁（研）五分

姜枣引，水煎服。

◇ 治妊娠下痢神方

人参、黄芩、酸石榴皮各二两，橘皮四两，粳米三合

水七升，煮取二升半，分三服。

◇ 治妊娠尿血神方

黍穰

烧灰，酒服方寸匕，日三。若气体虚寒者，宜用：

桂心、鹿角屑、大豆黄卷各一两

共捣末，酒服方寸匕，日三服。

◇ 治妊娠子淋神方

地肤草、大黄各三两，知母、黄芩、猪苓、芍药、枳实（炙）、升麻、通草、甘草（炙）各二两

上十味，以水八升，煮取三升，分三服。

◇ 治妊娠子痫神方

妊娠临月，忽闷愤不识人，吐逆眩倒。少醒复发，名为子痫。治用：

贝母、葛根、牡丹皮（去心）、木防己、防风、当归、川芎、肉桂、茯苓、泽泻、甘草（炙）各二两，独活、石膏、人参各三两

以水九升，煮取三升，分二服。贝母令人易产，若未临月者，升麻代之。

◇ 治妊娠子悬神方

妇人妊娠五六月后，胎气不和，上凑心腹，胀满疼痛，谓之子悬。治用：

紫苏、橘皮、大腹皮、川芎、白芍、当归各一钱，潞党参、甘草（炙）各五分，生姜一钱半，葱白七寸

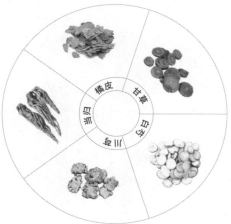

◇ 治妊娠子烦神方

妇人妊娠时，常若烦闷，是名子烦。方用：

竹沥一升，麦冬、防风、黄芩各三两，茯苓四两

上以水四升，合竹沥煮取二升，分三服。不瘥再作。

水煎，空心腹。

◇ 治妊娠子肿神方

妇人妊娠数月后，面目身体四肢浮肿者，此由胎气泛滥，名曰子肿。方用：

大腹皮、生姜皮、桑白皮、茯苓皮、白术、紫苏各三铢，大枣三枚

水煎汤，别以木香磨浓汁三匙，冲服。

◇ 治妊娠子满神方

妇人妊娠至七八月，胎已长成，腹部膨大，逼迫子户，坐卧不宁，是名子满。治用：

白术、黄芩、紫苏叶、枳壳、大腹皮各一钱半，砂仁（研）五分，甘草（炙）三分，生姜八分

水煎，空腹服。

◇ 治妊娠子鸣神方

妇人妊娠至七八月时，向高取物，子在腹中。其口与所含之物脱离，遂发声而号，谓之子鸣。治法不必用药，但以豆一握，遍撒地上，令妇人俯身拾之，豆尽而病自止。

◇ 治妊娠漏胞神方

妇人妊娠已达数月，经水犹时时来，是名漏胞。治用：

赤小豆五升

种于湿地，令发芽，然后干之为末，温酒下方寸匕，日三，得效便停。

◇ 治胎动神方

生地黄、鸡子白一枚

生地黄捣烂取汁，煎沸，入鸡子白一枚，搅服，颇效。或服安胎药亦佳。

◇ 治胎动下血神方

阿胶二两，川芎、当归、青竹茹各五两

以水一斗五升，煮银二斤，取六升，去银纳药，煎取二升半，纳胶令烊，分三服。不瘥仍作。

◇ 治数堕胎神方

黄芪、吴茱萸、干姜、人参、甘草（炙）、川芎、白术、当归、干地黄各二两

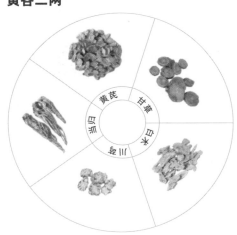

上捣散，清酒服一匙半，日再服，加至两匙为度。或用：

熟艾五斤（醋煮焙干为末），木鳖子五枚（研细），大赭石二两（米醋淬七遍）

上同为末，煮枣肉为丸，梧子大，每服三十丸，米汤饮下。

◇ **治胎动欲堕神方**

当归、川芎、阿胶（炙）、人参各一两，大枣十二枚

以水三升，酒四升，合煮取二升半，分三服，五日一剂，频服三四剂，无所忌。

◇ **治顿仆胎动神方**

当归、川芎、甘草（炙）、阿胶（炙）、芍药各二两，艾叶三两，干地黄四两

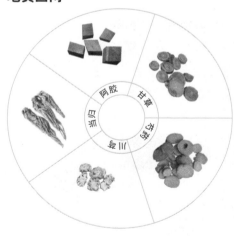

以水五升，陈酒三升，合煮取三升，去滓纳胶，更上火令胶烊，分三服，日三，不瘥更作。

◇ **治胎动冲心神方**

吴茱萸

研末，酒调敷脚心，胎安即洗去。

◇ **治因惊胎动神方**

黄连

为末，酒下方寸匕，日三。

◇ **治堕胎溢血神方**

丹参十二两

以清酒五升，煮取三升，分三服，日三。

◇ **治临月滑胎神方**

牵牛子一两，赤土一钱

共研末，白榆皮煎汤下，每服一钱。

◇ **治难产神方**

槐枝二升，榆白皮、大麻仁各一升，瞿麦、通草各三两，牛膝五两

上以水一斗二升，煮取三升半，分五服。

◇ **治漏胎难产神方**

脂麻油半两，蜂蜜一两

同入锅中，煎沸一食顷，温服极效。

◇ **治逆生神方**

以盐涂儿足底，又可急抓搔之，并以盐摩产妇腹上，即顺。

◇ **治横生神方**

菟丝子

为末，酒服或米汁服方寸匕，即生。车前子亦效，服如上法。

◇ **治胎死腹中神方**

蟹爪一升，甘草一尺，阿胶三两

上三味，以东流水一斗，先煮蟹爪、甘草，得三升，去滓，次纳胶令烊，顿服之。不能分再服。若人困，拗口纳药，药入即活。煎药作东向灶，用苇薪煮之。

◇ 治胞衣不下神方

牛膝、瞿麦各一两，当归、通草各一两半，桂心二两，葵子八两

上以水九升，煮取三升，分三服。

◇ 治产后血晕神方

荷叶（炙）两枚，蒲黄一两，甘草（炙）二两，白蜜一匙，地黄汁半升

上以水三升，煮取一升，去滓下蒲黄、蜜、地黄汁，暖服，立瘥。

◇ 治产后余血不尽神方

生地黄汁一升，芍药、甘草（炙）各二两，丹参四两，蜜一合，生姜汁半合

上以水三升，煮取一升，去滓纳地黄汁、蜜、姜汁。微火煎一二沸，一服三合，日二夜三。

◇ 治产后恶露不绝神方

泽兰八分，当归、生地黄各三分，芍药、生姜各十分，甘草（炙）六分，大枣十四枚

上七味，以水九升，煮取三升，分三服。欲死涂身得瘥。

◇ 治产后发热神方

琥珀一两，生地黄半斤

将生地黄于银器中炒烟尽，合地上出火毒，研末。每琥珀一两，以生地黄末二钱匀合，用童子小便与酒中半，调下一钱，日三服。

◇ 治产后血不快兼刺痛神方

五灵脂、蒲黄等份

上药捣成细末，每服二钱。米醋半杯，同熬成膏，再入水一杯，煎至七分，热服，痛如失。

◇ 治产后烦闷神方

竹叶、麦冬（去心）、小麦各一升，甘草（炙）一两，生姜二两，大枣十四枚

上以水一斗，煮竹叶、小麦，取八升，去滓，纳余药，煮取三升，去滓，分服。心虚悸加人参二两；少气力加粳米五合。

◇ 治产后心痛神方

蜀椒二合，芍药三两，半夏、当归、桂心、人参、甘草（炙）各二两，生姜汁五合，茯苓二两，蜜一升

上以水九升，煮椒令沸，下诸药，煮取二升半，去滓，下姜汁、蜜等，更煎取三升，一服五合，渐至六合尽，勿冷餐。

◇ 治产后腹痛神方

当归、芍药、干姜、川芎各六分

上四味捣散，酒下方寸匕，日三。

◇ 治产后中风神方

独活八两，葛根六两，生姜五两，甘草（炙）二两

上以水六升，煮取三升。分三服，微汗佳。

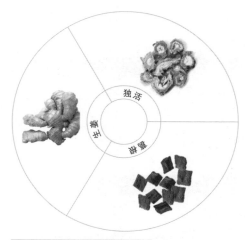

◇ 治产后下痢神方

赤石脂三两，甘草（炙）、当归、白术、黄连、干姜、秦皮各二两，蜀椒、附子（炮）各一两

上药捣散，蜜和丸如桐子大，酒下二十丸，日三。

◇ 治产后遗粪神方

矾石（烧）、牡蛎（熬）等份

上药捣筛，酒下方寸匕，日三。

◇ 治产后便秘神方

人参、麻子仁、枳壳（麸炒）

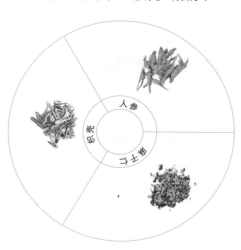

上共捣筛，蜜和丸如梧子大，每服五十丸，米汤饮下。

◇ 治产后遗溺神方

白薇、芍药各一两

共捣末，酒下一钱，日三。

◇ 治产后小便数神方

鸡肶胵二具，鸡肠三具（洗），干地黄、当归、甘草、厚朴、人参各二两，蒲黄四两，生姜五两，大枣二十枚

水一斗，煮肶胵及肠、大枣，取七升，去滓纳诸药，煎取三升半，分三服。

◇ 治产后淋沥神方

葵根二两，车前子一升，乱发（烧灰）、大黄、桂心、滑石各一两，通草二两，生姜六两，冬瓜汁七合

上以水七升，煮取二升半，分三服。

◇ 治产后虚热头痛神方

白芍、干地黄、牡蛎各五两，桂心三两

水一斗，煮取二升半，去滓，分三服，日三。

◇ 治产后口噤神方

独活、生姜各五两，防风、秦艽、桂心、白术、甘草、当归、附子各三两，葛根二两，防己一两

上以水一斗二升，煮取三升，去滓，分三服。

◇ 治产后狂语神方

鹿肉三斤，芍药、独活、秦艽、黄芩、黄芪、半夏、干地黄、桂心、川芎各二两，生姜六两，甘草、阿胶各一两，茯苓、人参各四两

以水二斗，先煮肉得一斗二升，去肉纳药，煎三升，去滓，纳胶令烊，分四服，日三夜一。

◇ 治产后癫狂神方

辰砂（水飞）二钱，紫项地龙一条，乳汁三合

先以乳汁调辰砂，纳地龙沸之，刮净去地龙，入无灰酒一碗，分作三四次服，有效。

◇ 治产后惊风神方

荆芥穗（焙研）、黑豆（炒焦）各二钱

入醇酒一碗中，煎数沸，乘热灌入，立效。

◇ 治产后抽搦神方

鳔胶一两

以蛤粉炒焦，去粉，捣为散，分三服，煎蝉蜕汤下。

◇ 治产后风痉神方

甘草、干地黄、麦冬、麻黄各十两，瓜蒌根、川芎、黄芩各二两，杏仁五十枚，葛根半斤

上以水一斗五升，酒五升，合煮葛根，取八升，去滓纳诸药，煮取三升，去滓分再服。一剂不瘥，更合。

◇ 治产后风瘫神方

初起者用：

野蔷薇子（择大红色者）一两

酒煎服，一次即愈。如日久两手不能提举。可用：

蔷薇花四两，当归二两，红花一两，陈酒五斤

上以各药内酒中，渍数日，随量饮之，两料痊愈。

◇ 治产后蓐劳神方

猪肾（剖去脂）一具，香豉（绵裹）、白粳米、葱白各一两

上四味，以水三斗，煮取五升，去滓，任情服之。不瘥更作。若气体过虚者，可加人参、当归各二两。

◇ 治产后虚劳神方

鹿肉四斤，干地黄、甘草、川芎、黄芪、芍药、麦冬、茯苓各二两，人参、当归、生姜各一两，半夏一升，大枣二十枚

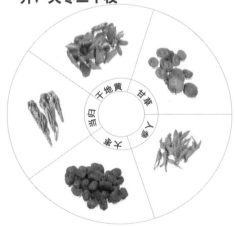

上以水二十五升煮肉，取一斗三

升，去肉纳药，煎取五升，去滓，分四服，日三夜一。

◇ 治产后虚冷神方

紫石英、白石英、钟乳、赤石脂、石膏、茯苓、白术、桂心、川芎、甘草各二两，人参、当归各三两，薤白六两，生姜八两，大枣二十枚

先将五石并为末，将各药以水一斗二升，煮取三升六合，去滓，分六服。

◇ 治产后盗汗神方

吴茱萸三两

以清酒三升渍一宿，煮取二升，去滓。半分之，顿服一升，日再。间日再作服。

◇ 治产后自汗神方

猪膏、生姜汁、白蜜各一升，清酒五合

上煎令调和，五上五下，膏成，随意以酒服方寸匕。

◇ 治产后口渴神方

瓜蒌四两，麦冬（去心）、人参、干地黄各三两，甘草（炙）二两，干枣二十枚，土瓜根五两

上以水八升，煮取二升半，分三服。

◇ 治产后腰痛神方

败酱、当归各八分，川芎、白芍、桂心各六分

水煎分二次服之忌葱。

◇ 治产后崩中神方

荆芥穗五钱（炒黑）

煎服，立止。

◇ 治产后血闭神方

桃仁（去皮尖）二十枚

水一碗煎服，极效。

◇ 治产后血冲神方

血竭、没药各一钱

共研极细，童子小便和酒调服。

◇ 治产后血痛神方

山楂二两

水煎浓汁，入糖若干，再煎之，乘热服下。

◇ 治产后衄血神方

荆芥穗三钱（炒黑）

研末，童子小便下，极效。

◇ 治产后泻血神方

干艾叶（炙）、老姜各半两

水煎浓汁，顿服。

◇ 治产后呃逆神方

白豆蔻、丁香各五钱

共研末，桃仁煎汤下一钱，少顷再服，服尽自愈。

◇ 治产后食阻神方

白术五两，生姜六两

上以水酒各二升，缓火煎取一升，分二次，温服之。

◇ 治产后呕吐神方

赤芍、半夏（制）、泽兰叶、橘皮（去白）、人参各二钱，甘草（炙）一钱，生姜（焙）五分

水煎服。

◇ 治产后心悸神方

人参、茯苓、麦冬（去心）、甘

草（炙）各三两，桂心一两，大枣五十枚，菖蒲、泽泻、薯芋、干姜各二两

上捣筛为末，炼蜜枣膏为丸，如桐子大。空腹酒下二十丸，日三夜一。不知稍增至三十丸。

◇ 治产后气喘神方

人参一两（研末），苏木二两

水二碗，煎苏木约一碗，调参末服下。

◇ 治产后尿血神方

小蓟根、鲜生地黄、赤芍、木通、蒲黄、甘草梢、竹叶各一钱，滑石二钱，灯心草四十九寸

水煎服。

◇ 治产后带下神方

羊肉二斤，香豉、大蒜各三两，酥一杯

水煎服。

◇ 治产后玉门不闭神方

石硫黄（研）、蛇床子各四分，菟丝子五分，吴茱萸六分

上四味捣散，以汤一升，投方寸匕，以洗玉门，瘥止。

◇ 治产后阴下脱神方

吴茱萸、蜀椒各一升，戎盐（如鸡子大一撮）

上三味，皆熬令变色，为末，绵裹如半鸡子大，纳阴中。日一易，二十日瘥。若用：

皂荚半两，半夏、大黄、细辛各

十八铢，蛇床子三铢

上五味捣末，用薄绢囊盛，大如指，纳阴中，日二易，即瘥。

◇ 治产后子肠掉出神方

枳壳

煎汤洗之，三五日后自然脱落。惟宜慎避风寒。

◇ 治产后肠出不收神方

脂麻油二斤

煎热入盆内，俟温令产妇坐盆中，别以皂荚烧枯去皮，研细末，吹鼻中作嚏即收。

◇ 治产后阴癫神方

亦名子宫脱出。用：

人参二钱，黄芪（炙）、白术（炒）各钱半，甘草（炙）、陈皮（去白）各一钱，当归五分，升麻三分，生姜三片，大枣三枚

水煎服，连服三四剂，自愈。别以：

荆芥穗、藿香叶、臭椿树皮各六七钱

煎汤，时时洗之。

◇ 治产后阴冷神方

五加皮、杜仲各一斤，蛇床子、枸杞子各一升，乳床（即孔公孽）半升，天冬四两，干姜三两，干地黄、丹参各二两

上以绢袋子盛酒二斗，渍三宿，一服五合，日再，稍加一升佳。

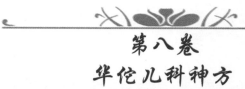

第八卷
华佗儿科神方

◇ 治小儿初生不啼神方

凡初生小儿，不能作声者，乃由难产少气所致。即取儿脐带向身却捋之，令气入腹，仍呵之至百度，啼声自发。

◇ 治初生小儿口噤不乳神方

赤足蜈蚣半枚

去足，炙令焦，研末，和以猪乳二合，分三四次服之，瘥止。

◇ 治预解小儿胎毒神方

甘草一指节（炙碎）

以水二合，煎取一合，以绵染点儿口中。与以一蚬壳，当吐出胸中恶汁，嗣后儿饥渴，更与之，能令儿智能无病，长生寿考。

◇ 浴儿神方

儿生三日，用：

桃根、李根、梅根各八两

上三味，以意着水多少，煮令三四沸，以浴儿，能除诸疮。

◇ 治初生儿无皮神方

小儿初生无皮，但有红筋，是为受胎未足之证。可将米粉，用绢袋包裹，扑小儿周身，数日后，肌肤自能发生。

◇ 治初生儿惊啼不乳神方

犀角（锉屑）十一分，子芩五分，栀子仁、大黄各十分，虎睛一枚

上捣筛，蜜和丸如梧子大，每服七丸，大小量之。奶母忌热面。小儿热风痫，以乳汁或竹沥研三丸服之，瘥止。

◇ 治初生儿呕吐不止神方

人乳二合，遽藤小许，盐两粟米大

上三味，煎三两沸。牛黄两米许，研和与服，即瘥止。

◇ 治初生儿不小便神方

人乳四合，葱白一寸

上二味相和，煎之，分为四服，即小便利，神效。

◇ 治初生儿惊痫神方

钩藤二分，知母、子芩各四分，甘草（炙）、升麻、沙参各三分，寒水石六分，蚱蝉（去翅炙）一枚，蛴螬（炙）三枚

上九味捣筛，以好蜜和薄泔，着铜钵。于沸汤上调之，搅不停手，如饴糖，煎成稍稍别出少许，一日啖如枣核大一枚，日夜五六次，五六日啖三枚。百日儿四枚，二百日至三百日

中医经典华佗神方

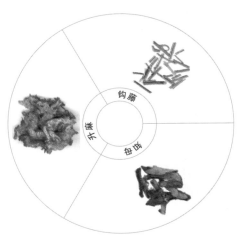

儿五枚，三岁儿啖七枚，以意量之。

◇ 治小儿惊悸神方

钩藤、人参、蚱蝉（炙）、子芩各一分，蛇蜕皮（炙）三寸，龙齿四分，防风、泽泻各二分，石膏（碎）一两，竹沥一升

上以水二升，并竹沥煎取七合，分数次服之，以瘥为度。

◇ 治小儿夜啼神方

川芎、防己、白术各二分

上捣筛为散，和以乳，量其多

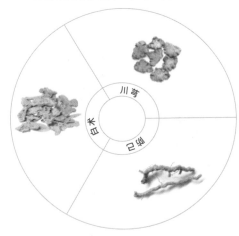

少，与儿服之。又以儿母手掩脐中；

又以摩儿头及脊。二十日儿，未能服散者，以乳汁和之，服如麻子一丸。

◇ 治小儿客忤神方

本症之原，为有外人来，气息忤之。其喉为频吐下黄青白色，水谷解离，腹痛夭纠，面色变易，虽形似痫症，但眼不上插耳。方用：

龙胆、钩藤皮、柴胡、黄芩、桔梗、芍药、人参、当归、茯神、甘草（炙）各一分，蜣螂（炙）二分，大黄四分

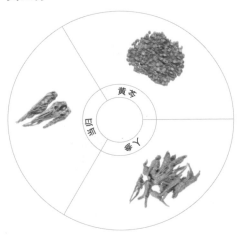

上以水一升，煎取五合。儿生一日至七日，取一合为三服；生八日至十五日，分取一合半为三服；生十六日至二十余日，或四十日，尽以五合为三服；十岁亦准此。得下即止，勿复服也。

◇ 治小儿癥癖神方

牛黄二分，鳖甲（炙）、麦面（熬）、柴胡、大黄、枳实（炙）、川芎各二两，厚朴（炙）、茯苓、桂

心、芍药、干姜各半两

上捣筛，蜜丸如小豆，日三服，以意量之。

◇ 治小儿心下生癖神方

芫花、黄芩各四分，大黄、雄黄各十分

上四味捣筛为末，蜜和，更捣一千杵。三岁至一岁以下儿，服如粟米一丸。欲服丸内儿喉中，令母与乳。

◇ 治小儿痰结神方

芒硝（熬）四分，大黄四两，半夏二两，代赭石一两，甘遂（熬）二两，巴豆（去心皮熬）三百枚，杏仁一百二十枚

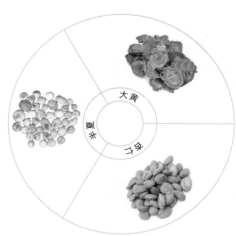

上捣筛，别捣巴豆、杏仁令如膏，捣数千杵，令相和。如嫌强，可纳蜜少许。百日儿服如胡豆十丸；过百日至一岁儿，服二十丸；余类推。当俟儿大便中药出为度，若不出，复与如初。

◇ 治小儿赢瘦神方

芍药（炙令黄）十分，黄芪、鳖甲（炙）、人参各四分，柴胡八分，茯苓六分，甘草（炙）、干姜各二分

上捣筛，蜜和为丸，如大豆，服五丸，日二服。

◇ 治小儿食积神方

生地黄汁、生姜汁各三合，诃黎勒四分（研蜜），白蜜一匙

上相和，调匀，分温服之，微利尤良。

◇ 治小儿胃痛神方

白羽乌骨鸡屎五钱（曝干），松脂五钱

上二味，共研末，葱头汁和丸梧子大，黄丹为衣，醋下五丸。忌生冷硬物，三四日立效。

◇ 治小儿腹痛神方

鳖甲（炙）、郁李仁各八分，防葵、人参各五分，诃黎勒皮七颗，大黄四分，桑菌三分

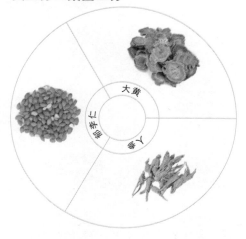

上七味捣筛，蜜丸，大小量之，以酒饮乳，服五丸至十丸。

◇ 治小儿腹胀神方

甘草（炙）、鳖甲（炙）、柴胡、茯神、子芩各六分，诃黎勒皮十分，槟榔（带皮研）三颗，芍药、橘皮各三分，生姜、当归各四分，知母五分，大黄八分

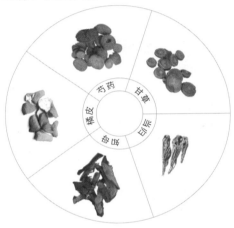

上药以水一升半，煎取七合，分为数服，得泻病瘥。

◇ 治小儿脾疳神方

使君子、芦荟

上二味，等份研末，米汤饮下一钱。

◇ 治小儿伤乳神方

大麦面（微炒）

水调一钱，服之极效。

◇ 治小儿断乳神方

栀子（烧存性）一枚，雄黄、朱砂各二钱，黄丹五分，轻粉、麝香各一分

上六味捣筛，于乳断日，乘儿熟睡时，以脂麻油调敷眉上。醒后即不思食乳。

◇ 治小儿霍乱吐痢神方

茯苓、桔梗、人参各六分，白术五分，甘草（炙）、厚朴（炙）各四分

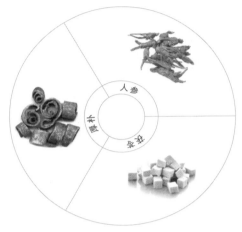

水三升煮取六合，去滓温服。

◇ 治小儿霍乱空吐不痢神方

人参六分，生姜四分，厚朴（炙）二分，橘皮一分，兔骨一两（炙碎）

上以水一升二合，煎取四合，服之即利。并用杏仁、盐皂荚末各少许，面和如枣核大，绵裹内肛内，便通即去。奶母忌热面。

◇ 治小儿霍乱空痢不吐神方

乌牛菔草（思邈菔即菜耳）一团，生姜、人参各三两

上甜不醋浆水一升半，煎取五合。

◇ 治小儿干霍乱神方

甘草（炙）四分，当归二分，石盐三分

以浆水一升半，煎取六合，别以牛黄、麝香各半钱，研细，蜜半匙相和，以下灌之，即通。奶母忌面肉。

◇ 治小儿吐痢神方

乱发（烧灰）二分，鹿角一分（为末）

以米饮，服一刀圭，日三。

◇ 治小儿哕气神方

生姜汁、人乳各五合

上二味合煎，取五合，分二服。

◇ 治小儿伤寒神方

麦冬十八铢，石膏、寒水石、甘草各半两，桂心八铢

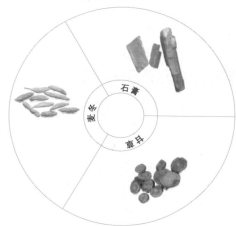

上以水二升半，煮取一升半，分三服。

◇ 治小儿寒热神方

雷丸二十枚，大黄四两，黄芩一两，苦参、石膏各三两

以水二斗，煮取一斗半，浴儿。避眼及阴，浴讫以粉粉之，勿厚衣，一宿复浴。

◇ 治小儿潮热神方

蜀漆、甘草、知母、龙骨、牡蛎各半两

以水四升，煮取一升，去滓，一岁儿服半合，日再。

◇ 治小儿温疟神方

常山一钱，小麦三合，淡竹叶一升

以水一升半，煮取五合，量儿大小分服。

◇ 治小儿胎疟神方

冰糖五钱

每日煎汤饮之，十日自愈。

◇ 治小儿痹疟神方

黄丹二钱

以蜜与水相和服之，冷者酒服。

◇ 治小儿寒嗽神方

紫菀、杏仁、黄芩、当归、甘草、橘皮、青木香、麻黄、桂心各六铢，大黄一两

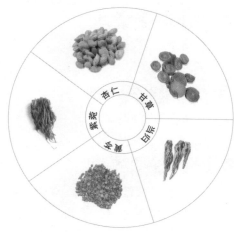

上以水三升，煮取九合，去滓。六十日至百日儿，一服一合半；百日

至二百日儿，一服三合。

◇ **治小儿盐哮神方**

脂麻秸

瓦上烧存性，出火毒，研末，豆腐蘸食。

◇ **治小儿气痛神方**

莪术一钱

炮熟为末，热酒下之，自愈。

◇ **治小儿变蒸神方**

小儿生三十二日一夜，六十四日再变兼蒸，由是而至五百七十六日，凡经九变八蒸，乃始成人。其所以有此变蒸者，皆为营其血脉，改其五脏，故一变毕，其情能忽觉有异，其候身热脉乱汗出，目睛不明，微似欲惊，不乳哺，上唇头起小白泡，状如珠，耳冷尻亦冷，单变小微，兼蒸增剧。治宜先发其汗，方用：

麻黄（去节）、大黄各一分，杏仁（去皮尖熬令变色）二分

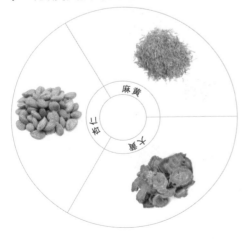

上三味，先捣麻黄、大黄为散，

杏仁别捣如脂，乃细细内散，又捣令调和讫，纳蜜器中。一月儿服如小豆大一枚，以乳汁和服之，抱令得汗，汗出温粉粉之，勿使见风。百日儿服如枣核大，以儿大小量之，愈为度。若犹未愈，乃下之，方用：

代赭石、赤石脂各一两，巴豆（去心皮熬）三十枚，杏仁（去皮尖熬）五十枚

先捣前二味为末，次以巴豆、杏仁别捣如霜，又纳二味，合捣三千杵，自相和。若硬，入少蜜更捣，密器中盛封之，三十日儿服如麻子一丸，与少乳汁令下喉，食顷后与少乳，勿令多，至日中当少下热除。若未全除，明旦更与一丸；百日儿服如小豆一丸，以此准量增减。此丸无所不治，惟代赭石须真，若不能得，可代以左顾牡蛎。

◇ **治小儿痰喘神方**

巴豆一粒

杵烂，绵裹塞鼻。男左女右，痰即自下。

◇ **治小儿狂躁神方**

栀子仁七枚，豆豉半两

水一碗，煎七分，温服，或吐或不吐，俱立效。

◇ **治小儿风寒神方**

防风、橘皮各三分，羌活、紫苏叶各二分，甘草一分，蝉蜕三枚，葱白一寸，生姜一片

煎热服取汗。

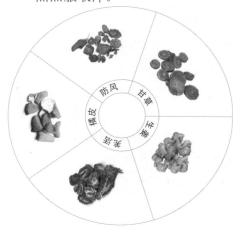

◇ **治小儿自汗盗汗神方**

黄连、牡蛎、贝母各十八铢

上捣筛，和粉一斤，粉儿身，极效。

◇ **治小儿吐血神方**

蛇蜕一枚

烧为末，以乳服之，颇良。

◇ **治小儿淋沥神方**

蜂房、乱发

共烧灰，水下一钱，日再。

◇ **治小儿小便不通神方**

车前草、小麦各一升

上二味，以水二升，煮取一升二合，去滓，煮粥服，日三四。

◇ **治小儿尿血神方**

鹊巢灰

井花水送下，服之自愈。或以甘草煎汁服之，亦效。

◇ **治小儿遗尿神方**

瞿麦、石苇、龙胆、皂荚、桂心各半两，鸡肠草、人参各一两

上捣末，蜜和丸如小豆大，食后服五丸，日三。加至六七丸。

◇ **治小儿泄泻神方**

木鳖子一枚（煨熟去壳），小丁香三粒

共为末，米糊丸，入小儿脐中，封以膏药，自愈。

◇ **治小儿下血神方**

五倍子

捣末，蜜和丸，小豆大，米饮下，每服二十丸。

◇ **治小儿急惊风神方**

连翘（去心研）、柴胡、地骨皮、龙胆草、钩藤、黄连、栀子仁（炒黑）、黄芩（酒炒）、麦冬（去心）、木通、赤苓（去皮）、车前子、枳实（炒）各四分，甘草、薄荷各二分，滑石末八分，灯心草一团，淡竹叶三片

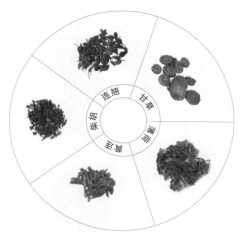

水煎，分数次服。凡急惊初起，宜服此剂，如服后痰热未除，宜使之

中医经典华佗神方

微泄。

◇ 治小儿黄疸神方

川黄连、胡黄连各一两

上二味共为末，再以胡瓜一枚。去瓤留盖，纳药其中，合定后面裹煨熟，去面捣成泥，更为丸，如绿豆大。每服三钱，温水调下。

◇ 治小儿慢惊风神方

胡椒、生姜（炮）、肉桂各一钱，丁香十粒

上捣成细末，灶心土三两，煮水极澄清，用以煎药，约得大半碗，频频灌之。再用：

熟地黄五钱，人参、当归、黄芪（炙）、补骨脂、酸枣仁（炒研）、枸杞子各二钱，生姜（炮）、山茱萸、甘草（炙）、肉桂各一钱

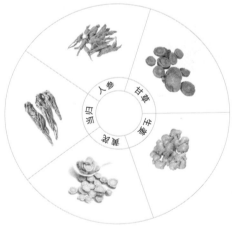

再加生姜三片、核桃二枚、红枣三枚，打碎为引。仍以灶心土二两，煮水煎药，取浓汁一茶杯，加附子五钱，煎水掺入，量儿大小，分数次服

之。如咳嗽不止者，加米壳一钱、金樱子一钱；如大热不退，加白芍一钱。泄泻不止，加丁香六分。只服一剂，即去附子，用丁香七粒。此方治本病，极有效果。

◇ 治小儿猝死神方

凡小儿猝死而吐痢，不知是何病者。

马矢一丸

绞取汁以吞之，无湿者水煮取汁。

◇ 治小儿解颅神方

细辛、桂心各半两，干姜十八铢

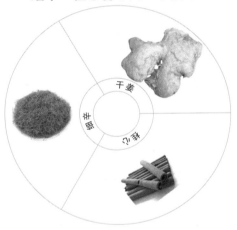

上三味为末，以乳汁和敷颅上，干复敷之，儿面赤即愈。

◇ 治小儿囟陷神方

乌头、附子各二钱，雄黄八分

先将前二味去皮脐捣末，次加入雄黄共研，并以葱白捣汁，和贴患处。

◇ 治小儿赤眼神方

黄连

为末，水调敷足心，甚佳。

◇ 治小儿斗睛神方

眼珠固而不能动，是谓斗睛。方用：

犀牛黄五分，白附子（炮）、肉桂、全蝎（炒）、川芎、石膏各一钱，白芷、香薷各二钱

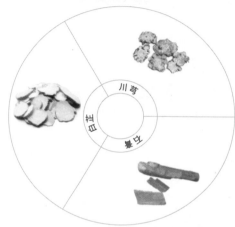

共研末，蜜为丸，芡实大，每服一二丸，薄荷汤下。

◇ 治小儿雀目神方

小儿一至晚间，忽不见物，是名雀目。治用：

仙灵脾根、晚蚕蛾各五钱，甘草（炙）、射干各二钱五分

以羊肝一枚，切开，掺药二钱扎定。以黑豆一合，米泔一盏，煮熟。分二次送下。

◇ 治小儿目涩神方

月内小儿，目闭不开，或红肿羞明，或时时出血，是名目涩。治用：

甘草一节

以猪胆汁炙为末，每用米泔水调

少许，灌服。

◇ 治小儿聤耳神方

小儿耳中时有脓汁流出，是名聤耳。以：

白矾、麝香

共研匀，掺耳中，日夜各一次。

◇ 治小儿耳疮神方

马骨

烧灰，香油调敷。或用：

鸡屎白

曝干，研末，由筒中吹入，均效。

◇ 治小儿鼻塞神方

杏仁半两，蜀椒、附子、细辛各六铢

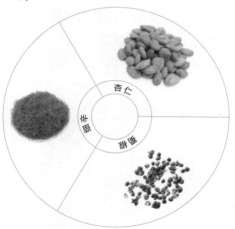

上以酽醋五合，渍药一宿，明日以猪脂五合，煎令附子色黄，膏成去滓，待冷更以涂絮，导鼻孔中，日再，兼摩顶。

◇ 治小儿耳烂神方

大枣

灰存性，与轻粉等份研和，调敷

数日自愈。

◇ 治小儿鼻疳神方

兰香叶（烧灰）二钱，铜青五分，轻粉二分

日敷三次，当愈。

◇ 治小儿鼻匿神方

小儿鼻下两道现赤色有疮，是名鼻匿。以：

熊胆半分

用热汤化开涂之，极有效。

◇ 治小儿鹅口神方

取父母乱发洗净，缠桃枝蘸取井华水东向，向日以发拭口中白乳，以置水中七过，洗三朝作之。或以白鹅屎汁沥口中，良。

◇ 治小儿口疮神方

大青十八铢，黄连十二铢

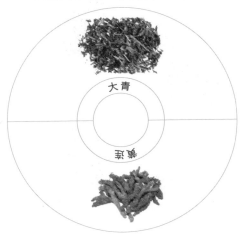

大青

黄连

以水三升，煮取一升五合。一服一合，日再夜一。

◇ 治小儿口噤神方

鹿角粉、大豆末

上二味等份，和乳涂乳上，饮儿。

◇ 治小儿口中流涎神方

驴乳、猪乳各二升

上二味合煎得一升五合，服如杏仁许，三四服瘥。

◇ 治小儿重舌神方

黄柏

以竹沥浸取汁液，细细点于舌上。或以赤小豆为末，合醋涂于舌上，亦效。

◇ 治小儿舌膜神方

凡初生小儿，有白膜一层，包被舌尖或遍及全舌，此名舌膜。急用指甲刮破令出血，以：

白矾

火煅研末，敷于舌上，自愈。

◇ 治小儿舌笋神方

小儿舌上忽发白泡一粒，名曰舌笋。患此者必不乳而啼哭，不治且死。即用：

鲜生地黄

绞汁，涂患处数次，自愈。若无鲜者，可用干生地黄，以凉井水浸开，捣烂取汁，亦有效。

◇ 治小儿舌疮神方

桑白汁

涂乳与儿饮之。或以羊蹄骨中生髓和胡粉敷之，亦效。

◇ 治小儿舌肿神方

饮羖羊乳，即瘥。或以砂糖纳醋中，满含口中，亦效。

◇ 治小儿蛇舌神方

小儿之舌，常卷于两边口角，此名蛇舌。取：

木芙蓉根皮或花叶

捣极融烂，以鸡子二枚和匀。煎热待冷，敷心口及脐部，用布扎紧之，极效。或以明雄黄为末，点舌数次，亦佳。

◇ 治小儿牙疳神方

雄黄一钱，铜青二钱

共为末，调敷。或以：

胆矾一钱

在匙上煅红，加麝香少许，研匀，敷齿上。

◇ 治小儿走马疳神方

石膏、芦荟、茯苓、生地黄、天花粉各一钱，黄柏五分，人参三分，甘草（炙）三钱

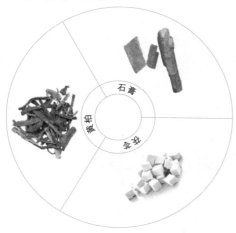

水煎服，数剂必轻。外用：

人中白（煅）一钱，铜绿三分，麝香一分，蚯蚓二条

先以葱白汁浸，次以火煅，各为细末，敷之立愈。

◇ 治小儿喉痹神方

桂心、杏仁各半两

上二味为末，以绵裹如枣大，含咽汁。

◇ 治小儿唇紧神方

赤苋

捣汁，洗之，极效。或以：

葵根

烧灰，酥调涂之。

◇ 治小儿唇肿神方

桑木汁

涂之，肿自渐消。

◇ 治小儿咽肿神方

升麻、射干、大黄各一两

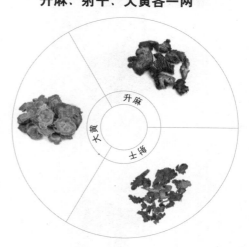

水一升五合，煎取八合，一岁儿分三服，以滓敷肿上，冷更暖以敷；大儿以意加之。

◇ 治小儿颈软神方

生南星、生附子（去皮脐）各二钱

上二味捣末，姜汁调为饼，贴天柱骨上，自愈。

◇ 治小儿脐肿神方

杏仁半两，猪颊车髓十二铢

上二味，先研杏仁如脂如髓，敷脐中肿上。

◇ 治小儿脐湿神方

白石脂

研极细，再熬令微暖，以粉脐疮，日三四度。

◇ 治小儿落脐疮神方

小儿落脐之时，脐汁未干，或因尿液浸沁，或由入浴时未曾将水拭干，因以成疮。治用：

茯苓一钱，贝母、枯矾、三七各三分，雄黄二分，草纸灰五分

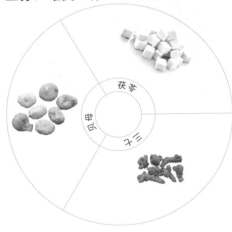

共研末掺脐内，用纸裹之，自愈。

◇ 治小儿脐风神方

本症发生，必在儿生七日以内，其候面赤喘哑，脐上起青筋一条，自脐而上冲心口。宜乘其未达心口时，急以艾绒在此筋头上烧之，此筋即缩下寸许，再以缩下之筋上烧之，则其筋自消，而疾亦告痊。内用：

薄荷三钱

熬成浓汁，灌入二三口。不可过多，立愈如神。

◇ 治小儿阴偏大神方

鸡翅六茎

烧灰服之，随卵左右取翅。

◇ 治小儿核肿神方

青木香、甘草、石膏、甘遂各十八铢，麝香三铢，大黄、前胡各一两，黄芩半两

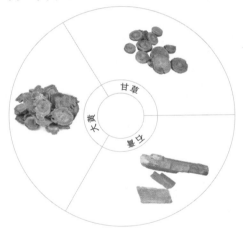

水七升，煮取一升九合，每服三合，日四夜二。

◇ 治小儿阴肿神方

狐茎（炙）

捣末，酒下极效。或绞取桑木白汁涂之；或捣垣衣，或以衣中白鱼敷之，均效。

◇ 治小儿阴疮神方

黄连、胡粉

二物等份研末，以香脂油和敷之。

◇ 治小儿气神方

木瓜根、芍药、当归各一两

上以水二升，煮取一升，服五合，日二。

◇ 治小儿脱肛神方

文蛤四两，朴硝四两

以水二升，煎汤。入朴硝，通手淋洗。至水冷方止，若觉热痛，可用熊胆加龙脑化涂之。

◇ 治小儿吞钱神方

烧火炭末

服方寸匕即出。或以腊月米饧顿服半升；或浓煎艾汁服之，皆效。

◇ 治小儿发迟神方

楸叶

捣取汁，敷头上立生。或烧鲫鱼灰末，以酱汁和敷之，亦效。

◇ 治小儿白秃神方

蔓荆子

捣为末，以猪脂调涂秃处，久之发自生。或以芫花与豚脂和如泥，洗去痂敷之，日一度。

◇ 治小儿秃疮神方

雄鸡屎、陈酱汁、苦酒

和以洗疮，敷之；或先洗去其痂，次敷以葶苈子细末。

◇ 治小儿头疮神方

苦参、黄芩、黄连、黄柏、大

黄、甘草、川芎各一两，蒺藜一合

以水六升，煮取三升，渍布拓疮上，日数遍。

◇ 治小儿面疮神方

麻子五升

为末，以水和，绞去汁，与蜜和敷之，若有白犬胆，敷之尤佳。

◇ 治小儿胎热丹毒神方

初发时赤肿光亮，游走遍身，故一名赤游风。首用：

升麻、葛根、白芍、柴胡、黄芩、栀子各一钱，木通、甘草各五分

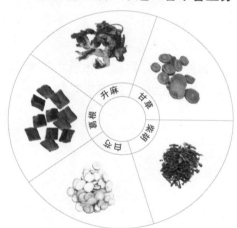

以水二碗，煎取一碗，令子母同服。次用：

金银花三钱，牛蒡子（炒）、防风、荆芥、当归、川芎、白芍、黄芩、连翘各八分，木通、甘草各四分

水煎服，子母共之，甚者加大黄及麻仁。

◇ 治小儿恶疮神方

豉（熬令黄）

为末，敷疮上，不过三敷愈。

◇ 治小儿浸淫疮神方

灶中黄土、发灰

上二味各等份为末，以猪脂和敷之。

◇ 治小儿黄烂疮神方

四交道中土、灶下土

上二味各等份为末，敷之。亦治夜啼。又烧牛屎敷之，亦可减瘢。

◇ 治小儿湿癣神方

枸杞根

捣作末，和腊月猪脂敷之。或以马尿洗之，亦效。

◇ 治小儿热毒痈疽神方

漏芦、连翘、白蔹、芒硝、甘草各六铢，升麻、枳实、麻黄、黄芩各九铢，大黄一两

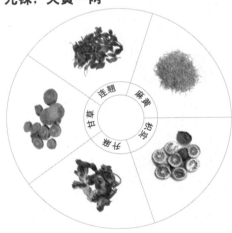

上以水一升半，煎取五合。儿生一日至七日，取一合分三服。儿生八日至十五日者，取二合分三服；以后随小儿出生之日，据前例升序。

◇ 治小儿鳞体神方

初生小儿，身如蛇皮鳞甲，名曰胎垢。宜用：

白僵蚕（去嘴）

为末，煎汤洗之，若加入蛇蜕更效。

◇ 治小儿热疖神方

水银、胡粉、松脂各三两

先以猪脂四升，煎松脂，俟水气尽，下二物，搅至水银不见，敷之。

◇ 治小儿风疹神方

麻黄一两半，独活、射干、甘草、桂心、青木香、石膏、黄芩各一两

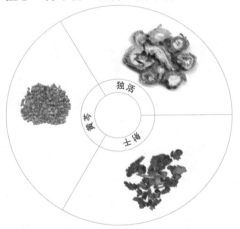

上以水四升，煮取一升，三岁儿分为四服，日再。或以：

枯矾

投入热酒中，马尾数条作团，蘸酒涂之，良佳。

◇ 治小儿瘰神方

连翘、独活、桑白皮、白头翁、牡丹皮、防风、黄柏、淡豆豉、肉

桂、秦艽各五钱，海藻一钱五分

上捣筛为末，蜜和丸，用灯心草煎汤下。

◇ 治小儿羊须疮神方

烟胶五钱，羊胡须一撮，轻粉一钱

上共为末，湿则干搽，干则油调，搽上即瘥。

◇ 治小儿疥疮神方

雄黄（研）、雌黄（研）各一两，乌头一枚，松脂、乱发各一鸡子许，猪脂一升半

上六味和煎之，候发消乌头色黄黑，膏成，去滓，敷之或热涂之。

◇ 治小儿水痘神方

柴胡、桔梗各一钱，茯苓二钱，生甘草、黄芩各五分，竹叶十片，灯心草一团

水煎服。有痰者，加天花粉三分；有食者，加山楂二粒、麦芽三分；有火加黄连一分。

◇ 治小儿发疹神方

元参、金银花、生地黄各三钱，麦冬、桂枝各二钱，紫苏叶、天花粉、甘草各一钱，升麻、黄芩各八分，橘皮三分

上以水二碗，煎取一碗，热服。夏季加青蒿三钱；初生或数月减半。

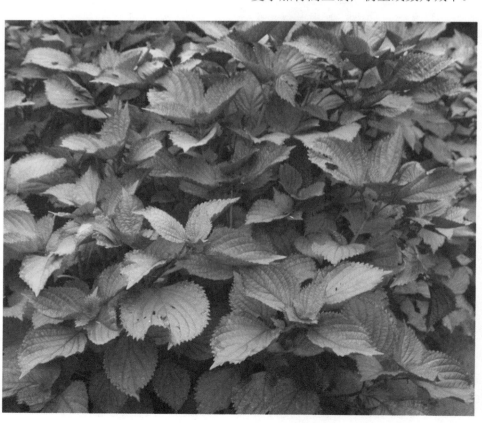

中医经典华佗神方

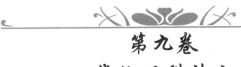

第九卷
华佗眼科神方

◇ 治虚火目痛神方

凡虚火目痛，其候红而不痛不涩，无眵无泪。内用：

熟地黄、茯苓、山药、山茱萸、牡丹皮、泽泻、白芍、当归、甘菊花各三钱，柴胡一钱

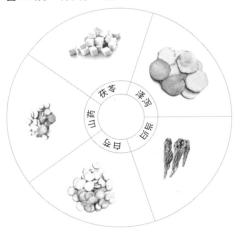

以水煎服。一剂轻，二剂愈。外用：

生地黄二钱，蕤蕤仁五分

渍于人乳半碗中，越宿，再加白矾半分，加水半碗，时时洗之。

◇ 治有火目痛神方

本症之状，目红肿如含桃，泪出不止，酸痛羞明，夜眠多眵。治用：

黄连一钱，红椒七粒，白矾三分，荆芥五分，生姜一片

水煎半碗，乘热洗之。日凡七

次，明日即愈。

◇ 治目肿神方

患者目红肿而痛，状如针刺，眵多泪多。治用：

柴胡、栀子、白蒺藜各三钱，半夏、甘草各一钱

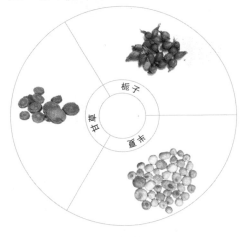

水煎服一剂，即可奏功。

◇ 治眼暴痛肿神方

决明子一升，石膏（研）、升麻各四两，栀子仁一升，地肤子、茺蔚子各一两，苦竹叶、干蓝叶各一升，芒硝二两，车前草汁一升二合，麦冬三升

上以水二斗，煮竹叶取七升二合，去滓纳诸药，煮取四升，分为四服。**每服相去可两食间，再服为度。**

小儿减药，以意裁之。

◇ 治眼赤神方

葳蕤仁、黄芩、栀子仁、黄连、秦皮各二两，竹叶一升

上以水五升，煮取一升六合，分三服。外用：

淡竹叶五合，黄连四枚，青钱二十文，大枣二十枚（去皮核），栀子仁七枚，车前草五合

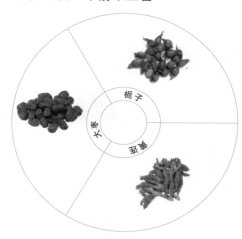

上以水四升，煮取二升，日洗眼六七次，极效。

◇ 治肝热眼赤神方

黄连、秦皮各三两

上以水三升，煮取一升五合，去滓，食后温服，分二次，如人行七八里。

◇ 治目赤累年神方

胡粉六分，葳蕤仁四分

先研葳蕤仁使碎，纳胡粉中，更热研。又捣生麻子为烛，燃使着，别取猪脂肪于烛焰上烧使脂流下，滴入葳蕤仁、胡粉中。更研搅使均如饧，以绵缠细杖子，纳药内。承软点眼两眦，药须臾冷，还于麻烛上烧而用之。

◇ 治目中起星神方

白蒺藜三钱

水煎汁，日洗眼七八次，三日即除。

◇ 治风眼下泪神方

鸡舌香二铢，黄连六铢，干姜一铢，葳蕤仁一百枚，矾石（熬）二铢

上捣为末，以枣膏和丸如鸡距，以注眼眦。忌猪肉。

◇ 治目中风肿神方

矾石（熬末）二钱

以枣膏和如弹丸，以揉目上下，食顷止，日三。

◇ 治眼暗不明神方

防风、细辛各二两，川芎、白鲜皮、独活各三两，甘草（炙）、橘皮（去脉）各二两，大枣（去核）二七枚，甘竹叶一升，蜜五合

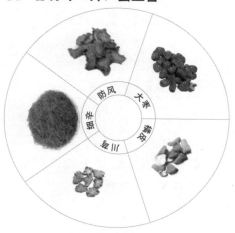

以水一斗二升，煮取四升，去滓，下蜜，更煎两沸，分为四服。

◇ 治眼中息肉神方

驴脂、石盐各等份

上二物和匀，以之点眦，即瘥。

◇ 治眼珠脱出神方

越燕矢、真丹、干姜各等份

上捣为细粉，以少许点之，良妙。

◇ 治眼珠缩入神方

老姜一块

烧极热，敷于眉心即愈。

◇ 治风眼赤烂神方

宣黄连（去须）半两，大枣肉（去核）三七枚，杏仁（不去皮尖）五十粒，脑子一副

上以雪水一升，砂锅属性火煮，

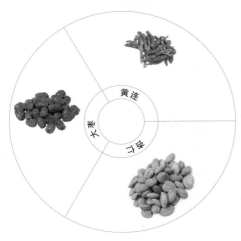

留一盏许，窨三七日，以铜箸点，食后临卧，日可三四次点之。

◇ 治火眼赤烂神方

艾叶

烧烟，以碗覆之，俟烟尽，由碗

上将煤刮下，温水调化，洗眼即瘥。若入以黄连尤佳。

◇ 治眦烂弦风神方

枯矾一两，铜青三钱

共研成末，沸水溶之，俟澄清后，取以点洗，极效。

◇ 治眦烂多脓神方

干姜、决明子、矾石、葳蕤仁、细辛、黄连、戎盐各六铢，铜青三铢

上以水少许渍一宿，翌晨以白蜜

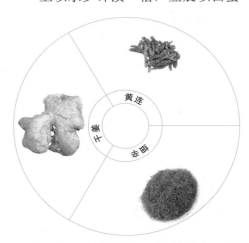

八合和之，着铜器中，绵盖器上，着甑中，以三斗麦屑蒸之，饭熟药成，去滓；以新死大鲤鱼胆二枚，和纳药中；又以大钱七粒，常着药底，兼常着铜器中，竹箸绵裹头，以注目眦，昼夜三四，不避寒暑，数着药讫；又以鱼胆和好，覆药器头，勿令气泄。

◇ 治睑肿如粟神方

俗名偷针眼。取：

生南星、生地黄各等份

同研成膏，贴二太阳穴，肿自渐消。

◇ 治睑肿如瘤神方

俗名樱桃核。即以樱桃核抹搽，瘤自渐消。

◇ 治睛上生晕神方

取大鲤鱼胆滴铜镜上阴干，竹刀刮下，点入少许，晕自渐消。

◇ 治黑子障目神方

鸡子二枚，蒸熟去壳，与桑寄生同入水中煮之。略和以砂糖，食之数次，自愈。

◇ 治失明神方

青羊肝一具，去上膜，薄切之，以新瓦盆子未用者净拭之，纳肝于中，炭火上炙令极燥，脂汁尽取之。别捣决明子半升、蓼子一合，熬令香，下筛三合和，更筛以饮汁，食后服方寸匕，渐加至三匙，不过两剂，能一发复可夜读书。

◇ 治瘴翳神方

秦皮、黄柏、黄连、黄芩、决明子、葳蕤仁各十八铢，栀子七枚，大枣五枚

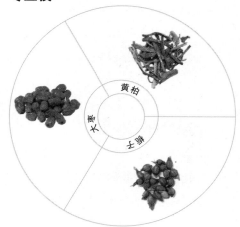

上以水二升渍煮，取六合，澄清。仰卧洗，日一。

◇ 治青盲神方

以猪胆一枚，微火煎之，丸如黍米，纳眼中，食顷。内服用：

黄牛肝一具，土瓜根、葳蕤仁各三两，羚羊角屑三升，细辛六两，车前子一升

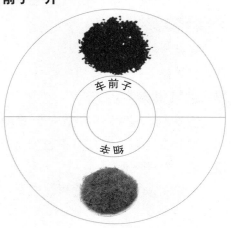

上六味药合黄牛肝于瓶中，春夏之月封之十五日，冬月封之二十日，出曝干，捣下筛，酒服方寸匕。

◇ 治雀目神方

老柏白皮、细辛、地肤子各四两，乌梅肉（熬）二两

上捣筛为散，每食后清酒服二方寸匕，日三四服瘥。又于七月七日，九月九日取地衣草，洗净阴干末之，酒和服方寸匕，日三服，一月即愈。

◇ 治白翳神方

珊瑚、琥珀、玉屑、曾青、紫贝、朱砂、伏鸡子壳（去白皮）

上七味各等份，研重筛为散，仰卧。以米许置翳上，四五度。

◇ 治赤翳神方

熊胆五分

以净水略调，去尽筋膜、尘土，加冰脑一分，研匀。痒则加生姜粉少许，纸卷点眼。

◇ 治目眯神方

猪膏如半鸡子大，裹鼻孔中，随眯左右着鼻中以嗅之，即便仰卧，须臾不知眯处。

◇ 治目痒神方

煎成白盐三匙，乌贼鱼骨（去甲）四枚

上二味以清酢浆水四升，煎取二升，澄清。每旦及晚洗眼，极效。

◇ 治目涩神方

于上巳或端午日，采取青蒿花或子，阴干为末，每次用井华水空腹下二钱，久服自愈。

◇ 治目睛击伤神方

煮羊肉令熟，熨勿令过。熟猪肝亦得。

◇ 治物伤睛突神方

如目系未断者，即纳入，急捣：

生地黄汁

绵裹缚之，切要避风。

◇ 治瞳仁反背神方

密蒙花、蝉蜕、白菊、郁李仁、生石膏、生草决明、石决明、甘草、谷精草、白矾各四钱，百部二钱，珍

珠四分

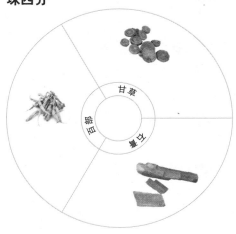

共为末，煮服。若即发冷者，其光必转。若光未尽转，再服一剂必愈。

◇ 治畏日羞明神方

石决明、黄菊花、甘草各一钱

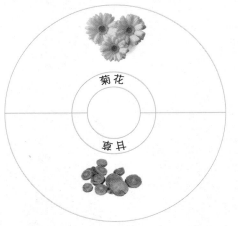

水煎冷服。

◇ 治拳毛倒睫神方

平晨日未出之际，令一眼明人把镊子拔之。去倒睫毛，勿使毛断，连根去之。下手十减八九，疼痛立止。至夜点千岁藥（陆机《草木疏》名苣瓜）汁，三五日将息，方得平复。忌风寒日月光，及烟火房事五辛。

◇ 治麦芒入目神方

取生蛴螬以新布覆目上，将生蛴螬从布上摩之，芒出着布，良。

◇ 治竹木入目神方

以书中白鱼和乳汁，注目中，良。

◇ 治石灰入目神方

先以芸苔油洗涤，更滴入糖水少许，不久自愈。

◇ 治碱水入目神方

以清水洗涤眼部自愈。若用新鲜牛乳点之，尤效。

◇ 治飞丝入目神方

雄鸡冠血滴入目中，见有红丝，即卷去之，此方极效。

◇ 治杂物入目神方

新桑根皮

洗净捣烂，入眼拨之，极良。

◇ 治沙石入目神方

以鸡肝捣烂涂之，极效。

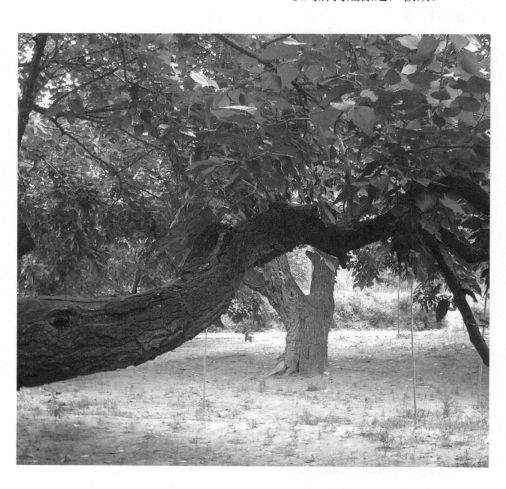

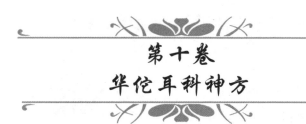

第十卷
华佗耳科神方

◇ 治耳聋神方

巴豆、杏仁各七枚，戎盐两颗，生地黄（极粗者）长一寸半，头发鸡子大（烧灰）

上五味治下筛，以绵薄裹纳耳中，一日一夜，若小损即去之，直以物塞耳中，俟黄水及脓出，渐渐有效，不得更着。一宿后更纳，一日一夜还去之，根据前。

◇ 治暴聋神方

细辛、菖蒲、杏仁、曲末各十铢

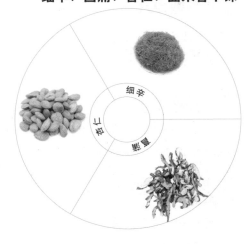

上和捣为丸，干即着少猪脂，取如枣核大，绵裹纳耳中，日一易，小瘥，二日一易，夜去旦塞。

◇ 治久聋神方

蓖麻子五分，杏仁、桃仁（去皮尖熬）、磁石（研）、菖蒲各四分，巴豆（去皮熬）一枚，石盐三分，附子（炮）、薰陆香各一分，蜡八分，通草二分，松脂二两半

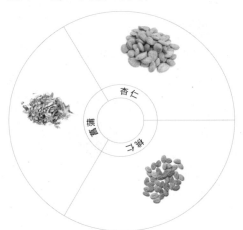

先捣菖蒲、石盐、磁石、通草、附子、薰陆香成末。别捣蓖麻子等四味，乃纳松脂、蜡，捣一千杵。可捻作丸如枣核大，绵裹塞耳中，日四五度，抽出别捻之，三日一易，以瘥为度。

◇ 治风聋神方

生雄鲤鱼脑八分，当归、菖蒲、

细辛、白芷、附子各六铢

先将各药捣末，次以鱼脑合煎。三沸三下之，膏香为成，去滓候冷。以一枣核大纳耳中，以绵塞之，取瘥。

◇ **治肾虚耳聋神方**

鼠胆一具，龙齿一分，龙脑、麝香、朱砂各一分，乳香、潮脑各半分

上研成极细末，人乳为丸，大如桐子，裹以丝绵，塞入耳中，以不可受而止。三日后取出，耳聪，永不复聋。

◇ **治病后耳聋神方**

菖蒲根一寸，巴豆（去皮心）一粒

二物合捣筛，分作七丸，绵裹，卧即塞，夜易之，十日自愈。

◇ **治耳鸣神方**

当归、细辛、川芎、防风、白芷各六铢

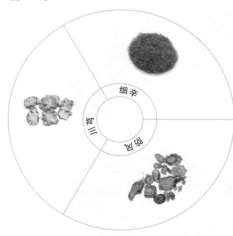

上为末，以鲤鱼脑八两合煎，三上三下，膏成去滓，取枣核大灌耳中，且以绵塞耳孔。

◇ **治耳痛神方**

菖蒲、附子各一分

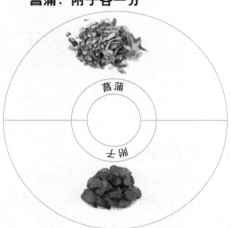

上二味末之，以麻油调和，点耳中，痛立止。

◇ **治耳痒神方**

生乌头一枚

削如枣核大，塞入耳内，日换数次，三五日即愈。

◇ **治耳肿神方**

瓜蒌根削可入耳，以腊月猪脂煎之，三沸。冷以塞耳中，取瘥。日三作，七日愈。

◇ **治耳定神方**

取十大功劳叶，煎取叶尖，瓦上煅灰研细，加冰片研匀，吹入耳中，自愈。

◇ **治聤耳神方**

菖蒲一两，野狼毒、附子（炮）、磁石（烧）、矾石（熬）各一两

上捣筛，以羊髓和如膏，取枣核大塞耳，以瘥为度。

◇ 治缠耳神方

取旧竹之经虫蛀蚀者，研为细末，加麝香少许，和匀。吹入耳中，极神效。

◇ 治耳痔神方

硇砂一钱，轻粉、雄黄各三钱，龙脑五厘

研细和匀，水调浓，用谷草细根咬细如毛，蘸点患处。并用：

栀子、川芎、熟石膏、当归、牛蒡子、柴胡、白芍（酒炒）、牡丹皮、甘草各二钱，黄芩、黄连各五钱

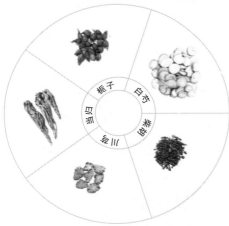

水煎，食后服。二剂当愈。

◇ 治耳中有脓神方

吴白矾（烧汁尽）八分，麻勃（思邈即大麻花）一分，青木香二分，松脂四分

上四味捣末，先消松脂，后入药末，可丸如枣核，净拭以塞耳中，取瘥。

◇ 治耳烂有脓神方

橘皮一钱，灯心草（烧灰）一钱，龙脑一分

共为末，和匀吹耳中，极效。

◇ 治耳中脓血神方

鲤鱼脑一枚，鲤鱼肠一具（洗净细切），鲤鱼鳃三枚，乌麻子一升（熬令香）

先捣麻子使碎，次用余药捣为一家，纳器中，微火熬，暖布裹敷耳，得两食顷开之，有白虫出。更作药。若两耳并脓出，用此为一剂，以敷两耳。若止一耳，分药为两剂。不过三敷，便瘥，慎风冷。

◇ 治耳中出血神方

生地黄、麦冬各一两

水二碗，煎取一碗，食后顿服。外用：

麝香一分，沉香三分，白矾一钱，糯米五十粒

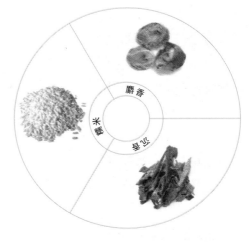

共为末，糊丸梧子大，薄绵裹之，如左耳出血塞右鼻，右耳出血塞左鼻，两耳出血塞两鼻。

◇ 治耵聍堆神方

捣自死白颈蚯蚓，安葱叶中，用面封头，蒸令热，并化为水。以汁滴入耳中，满即止。

不过数度，即挑易出，瘥后发裹盐塞之。

◇ 治耳内湿疮神方

蛇床子、黄连各一钱，轻粉一分

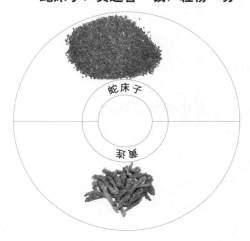

共研末，和匀吹之。

◇ 治水银入耳神方

以黄金或金饰器枕耳，自出。

◇ 治百虫入耳神方

以鸡冠血滴入耳中，即出。或捣韭菜汁灌耳中，亦效。

◇ 治蜈蚣入耳神方

以木叶裹盐炙令热，以掩耳上，即出。冷复易之，或炙猪肉掩耳自出。

◇ 治蚰蜒入耳神方

熬胡麻捣之成末，盛葛囊中枕之，虫闻香则自出。或以牛酪灌满耳即出，出当半销。若入腹中，空腹食好酪一二升。即化为黄水而出，不尽更作服。

◇ 治蛆虫入耳神方

杏仁

捣如烂泥，取油滴入耳中，非出即死。

◇ 治冻耳成疮神方

生姜

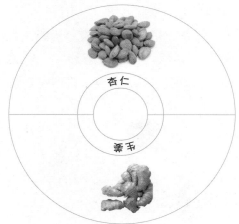

绞取汁，熬膏涂之。忌用火烘汤泡，犯之者则肉死。

◇ 治蚂蚁入耳神方

烧鲮鲤甲末以水和灌之即出，或炙猪脂安耳孔边，虫自出。

◇ 治飞蛾入耳神方

先大吸气，仍闭口掩鼻呼气，其虫随气而出。或用酱汁灌入耳中亦效。又可击铜器于耳旁。

◇ 治壁虎入耳神方

秦椒末一钱

醋半盏浸良久，少少灌耳中，自出。或以鸡冠血滴入耳中，亦效。

中医经典华佗神方

◇ **治蚤虫入耳神方**

菖蒲末炒热，盛于葛囊，枕之，虫自出。

◇ **治床虱入耳神方**

紧闭口目，以一手掩鼻孔，一手掩其余一耳，力屏其气，虫自出。或用香油滴耳，亦效。

◇ **治水入耳神方**

以薄荷汁点之，立效。

◇ **治耳中有物不可出神方**

以麻绳剪令头散，敷好胶着耳中物上粘之，令相着，徐徐引之令出。

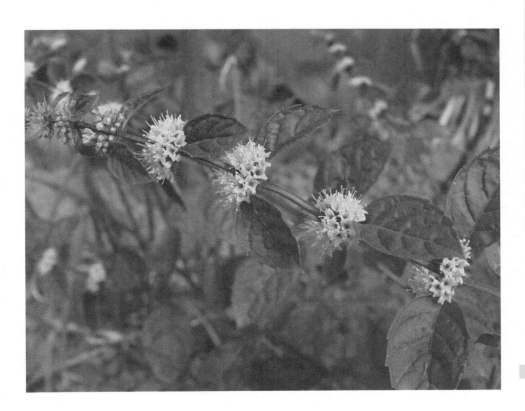

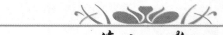

第十一卷
华佗鼻科神方

◇ 治鼻中息肉神方

通草、细辛、葳蕤仁、雄黄、皂荚（去皮子）各一分，白矾（烧）二分，礜石（泥裹烧半日研）三分，藜芦（炙）、地胆（熬）、瓜蒂各三分，巴豆（去皮）十枚，莴茹、地榆各三分

上十三味捣筛，以细辛、白芷煎汤，和散敷息肉上，又以胶清和涂之，取瘥。

◇ 治鼻窒塞不通神方

白芷、当归、川芎、细辛、辛夷、通草、桂心、熏草各三分

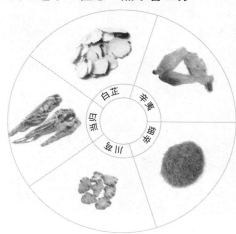

上八味以苦酒渍一宿，用猪膏一升煎之，以白芷色黄为度，膏成去滓。取少许点鼻中，或绵裹内鼻中，

瘥止。

◇ 治鼻塞多清涕神方

细辛、蜀椒、干姜、川芎、吴茱萸、皂荚（去皮尖）、附子各三两，猪膏一升三合

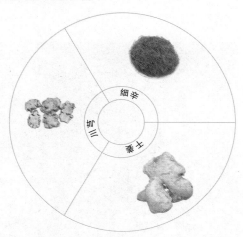

先将各药渍苦酒中一宿，次以猪脂煎之，候附子色黄为止，膏成去滓。俟凝，以绵裹少许，导鼻中，并摩顶。

◇ 治鼻痈神方

甘遂、通草、细辛、附子（炮）各一分

上四味捣成末，以白雄犬胆丸少许，纳鼻中，瘥。

◇ 治肺寒鼻痈神方

枣肉二升（取膏），杏仁（去皮

尖研）、酥的少量，姜汁、蜜、饧糖各一升

上六味根据常微火煎，每服一匙，瘥止。

◇ 治鼻痛神方

以油涂鼻内外，或以酥润之，亦得。

◇ 治鼻聋神方

鼻聋者，谓不闻香臭也。治用：

细辛、白芷、羌活、防风各五分，川芎、当归、橘皮、桔梗、茯苓

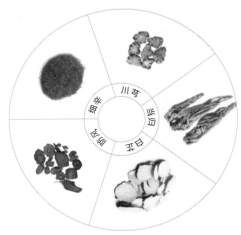

各一钱，薄荷三钱，生姜三片

水煎服，立效。

◇ 治鼻渊神方

马兜铃五钱，麻黄三钱，五味子、甘草各一钱

以水二碗，煎取一碗，加黑砂糖少许，卧时温服，即愈。如服药罔效者，惟灸上心穴五壮自愈。

◇ 治鼻衄神方

生地黄八两，黄芩一两，阿胶、甘草各二两，柏叶一把

上以水七升，煮取三升，去滓纳胶，煎取二升半，分三服。外用：

蜗牛（焙干）一枚，乌贼骨五分

共研细末，吹入鼻中，神效。

◇ 治鼻疔神方

蟾酥（酒化）二钱，轻粉五分，枯白矾、寒水石（煅）、铜青、胆矾、乳香、没药、麝香各一钱

上先将各药捣末，于端午日午时。在净室中，先将蜗牛研烂，同蟾酥和匀稠黏，方入各药共捣匀，丸如绿豆大。每服三丸，热酒下，覆被安卧，汗出为效。如鼻外发肿，可用：

陈墨一两，蟾酥、胆矾、血竭各三钱，朱砂二钱，麝香一钱五分

上共为末，以凉水调成锭。临用以凉水磨如墨，以笔蘸药涂之。

◇ 治鼻疮神方

黄芩、半夏各二钱，天冬、麦冬、五味子各一钱五分，杏仁一钱，甘草五分

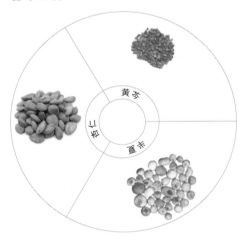

用水二盅，加生姜三片，煎八分，食后服。外用：

软石膏（煅）一两，黄连二分，辰砂五分，龙脑二分

共研成细末，和匀，送入鼻孔内，日三五次，立效。

◇ 治鼻痔神方

鼻痔生于鼻内，形如石榴子，渐大而下垂，令人气不通畅。治用：

辛夷六分，黄芩、栀子、麦冬、百合、知母、石膏各一钱，升麻三分，甘草五分，枇杷叶三片

以水二碗，煮取一碗，食后服。外用：

砂一钱，轻粉、雄黄各三分，龙脑五分

上为细末，用草梗咬毛，蘸点痔上，日五七次，渐化为水。

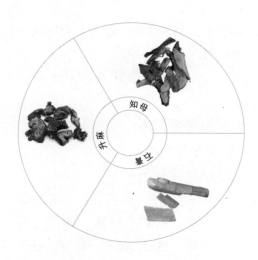

◇ 治酒渣鼻神方

麻黄、麻黄根各二两

以头生酒五壶，重汤煮三炷香，露一夜。早晚各饮三五杯，至三五日出脓成疮，十余日脓尽，脓尽则红色退，先黄后白而愈。

◇ **治牙疼神方**

巴豆十枚（去心皮熬研如膏），大枣二十枚（取肉），细辛一两

上三味，先将细辛研末，和前二味为丸，以绵裹着所痛处咬之。如有涕唾吐却，勿咽入喉中，日三，瘥。

◇ **治齿疼神方**

附子一分，胡椒、荜茇各二分

上捣末，着齿疼上。又以散用蜡和为丸，置齿疼孔上，瘥止。

◇ **治齿痛神方**

川芎、细辛、防风、矾石（烧令汁尽）、附子（炮）、藜芦、莽草

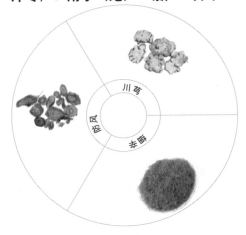

上七味各等份为末，以绵裹弹丸大，酒渍，熨所患处含之，勿咽汁。又将木鳖子去壳，研细入荜茇同研

匀，随左右鼻内搐之，每用一豆许，奇效。

◇ **治风火牙痛神方**

白芷

焙末，蜜丸，朱砂为衣。每服一粒，荆芥汤下。

◇ **治阴虚牙痛神方**

生附子

研末，口津调敷两足心，极效。

◇ **治肾虚牙痛神方**

补骨脂二两，青盐五钱

炒研擦牙，神效。

◇ **治虫蚀牙痛神方**

雄黄末

以枣膏和为丸，塞牙孔中。以膏少许置齿，烧铁篦烙之，令彻热，以瘥止。

◇ **治风齿根出神方**

先以：

石黛五分，细辛、棘刺、菖蒲、香附子、当归、青木香、胡桐律、干姜各四分，青葙子六分

共捣为散，以半钱匕，绵裹，就齿痛处含之，勿停，瘥止。再以：

苦参八分，大黄、黄芩、枳实、地骨皮各六分，玄参、黄连各八分

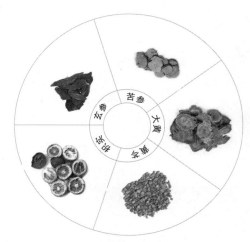

捣为散，蜜和丸。食后少时，以浆水服一十五丸，日再服。至二十丸，增减自量之。忌蒜、面、猪肉。

◇ **治牙根肿痛神方**

山慈菇枝根

煎汤，漱吐极效。

◇ **治齿根欲脱神方**

取生地黄捣，以绵裹贴齿根，常含之甚妙。

◇ **治牙痛面肿神方**

蒴藋五两（以水五升煮取四升去滓），蜀椒、吴茱萸、独活、乌贼鱼骨、桃胶各一两，桂心半两，酒一合

先将蜀椒等六味，以水二升，煮取八合，投蒴藋汁及酒，更煎取一小升，去滓含之，就病。日三，以瘥止为度。

◇ **治齿龈腐烂神方**

生地黄一斤，食盐二合

二物捣和成团，用湿面包煨令烟尽，去面入麝香一分研匀，日夜贴

之，不久自愈。

◇ **治齿龈黑臭神方**

苦参

煎汤，漱口，续用数日，必有奇效。

◇ **治匿齿神方**

匿齿者，是虫蚀齿至断。脓烂汁臭，如蚀之状，故谓之匿齿。治法于：

五月五日干虾蟆烧灰、石黛（思邈石黛疑是黑石脂）、甘皮（思邈甘皮即柑皮）各等份

捣末，以敷齿上，取瘥。或以：

细辛、当归、甘草（炙）、蛇床子各一两，青葙子三两

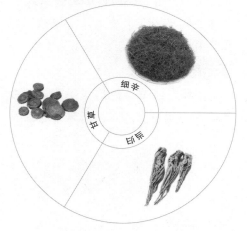

上五味捣，以绵裹如大豆，着齿上，日三，勿咽汁，瘥止。亦奇效。

◇ **治龋齿神方**

五月五日虾蟆（烧作灰）、石黛、甘皮、细辛、白鸡屎、麝香、干姜、熏黄等份

上八味，以薄绵裹少许，纳虫齿孔中。日三易之，瘥。或用：

白附子、知母各一分，细辛五分，川芎三分，高良姜二分

上五味末之，以绵裹少许，着龋上，勿咽汁。日二三次，亦效。

◇ 治龋齿根肿出脓神方

白矾（烧）、熊胆各一分，蟾酥、雄黄、麝香各半分

上为散，每用半钱，敷牙根。

◇ 治风齿神方

蜀椒二十粒，枳根皮、莽草、细辛、菖蒲、牛膝各二两

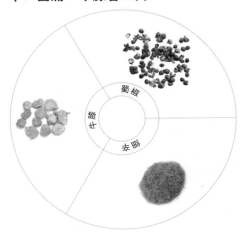

蜀椒

牛膝

去皮

上六味，以水四升煮取二升，去滓细细含之，以瘥为度。未瘥更作，取瘥。又单煮独活一味，含之良。

◇ 治风齿口臭神方

川芎、当归各三两，独活、细辛、白芷各四两

上以水五升，煮取二升，去滓含，日三五度，取瘥。

◇ 治牙齿风龋神方

郁李根白皮四两，细辛一两，盐一合

上以水四升，煮取二升半，去滓，纳盐含之，取瘥。

◇ 治风冲牙齿动摇神方

川芎、薏苡根各三两，防风二两，细辛一两

上以水六升，煮取二升，去滓含漱，日三五度。

◇ 治齿痛有孔神方

莨菪子数粒，纳齿孔中，以蜡封之，即瘥。

◇ 治牙齿挺出神方

羊肾脂、泔淀各二合，牛粪（绞取汁）一合，甘草半两（生用末之），青黛、熏黄各半两（末之）

上六味相和，铜器中微火，煎五六沸，取东引桃枝如箸大六枝，以绵缠头，点取药，更互热，烙断龈际。隔日又烙之，不两三日，看好肉生，以瘥乃止。欲烙时，净刮齿牙根上，然后为之。不尔肉不生。十余日，忌生冷、醋、酒、肉、陈臭，一年禁油。

◇ 治齿间出血神方

竹叶

浓煮，着盐含之，冷吐。或以童子小便温含之，冷吐，血即止。

◇ 治齿血不止神方

刮生竹皮

以苦酒渍之，令其人解衣坐，使人含噀其背，三遍。仍取竹茹浓煮汁

含之漱咽，终日为之。或用：

矾石一两

烧末，以水二升煮之。先拭血，乃含之。

◇ 治牙缝出脓神方

明雄黄二两

为末，用脂麻油四两调匀。含漱片时，吐出再漱，数次即愈。

◇ 治牙宣神方

先用：

白蒺藜一两

为末，煎汤，入食盐一撮漱之。次用：

生延胡索

为末，敷患处。

◇ 治牙痈神方

先以：

大黄一斤，白芷十两

共为末，水丸之，每服三五钱。五更时用连须葱大者十余根，陈酒一碗，煮葱烂，取酒送药，覆被取汗，汗过二三时，行一二次立效。

别以：治鼻疔蟾酥丸噙之。

◇ 治牙疔神方

牙缝中肿起一粒，痛连腮项，或兼麻痒，或破流血水，异于常症，是为牙疔。用竹签挑破，以见鲜血为度。搽以：

朱砂、硇砂、白矾（煅）、食盐（煅）

等份研匀之细末。更用蟾酥丸含之或服之，自愈。

◇ 治攒齿疳神方

攒齿疳，为牙根肉内，攒出骨尖如刺而作痛也。小儿多有之，用披针刺开好肉，取出本牙。如出血不止，以湿绵纸换贴二次，自止。

◇ 治走马疳神方

先以盐汤漱口，次以：

人参、茯苓各三钱

为末，同米二碗，煮成稀粥，食之以养胃气。更以：

牛黄、黄连、大黄（酒蒸）、木香、青黛各等份

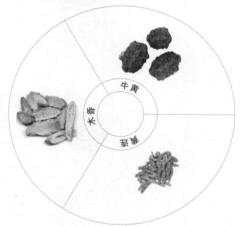

为末，用淡竹叶薄荷煎汤调服，以消腑热。外用手术法，取去腐肉，内见红肉，流血鲜者为吉。如顽肉不脱，腐黑复生，牙落无血，臭秽不止，身热不退者，俱为不治之症。外搽药用：

牛黄五分，珍珠、人中白、琥珀、胡黄连、乳香、没药各一钱，儿

茶二钱，硼砂五分，冰片三分

共为末掺用。

◇ 治青腿牙疳神方

本症因两腿上有青色斑纹如云，其毒上攻。遂致牙根腐烂，甚或洞颊。治法宜急用磁锋划破腿上肿处，使毒血涌出，外贴以牛肉片。日易数次，取瘥为止。

◇ 治牙疏陷物神方

蚯蚓泥

水和成团，煅赤研末。腊月猪脂调敷，日三次。

◇ 治固齿神方

青盐二两，白盐四两

以蜀椒四两煎汁，拌盐炒干。日用擦牙，永无齿疾。

◇ 治除去痛牙神方

凤仙花种子

研成末，入信石少许，点于痛牙根上，取除极易。

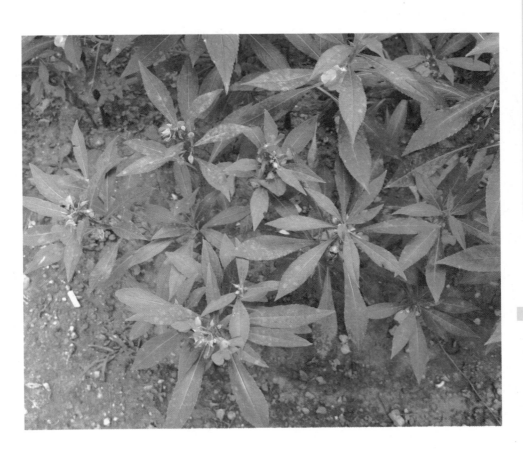

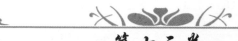

◇ **治喉痹神方**

喉痹者，喉里肿塞痹痛，水浆不得入也。治用：

马蔺根一升，升麻、玄参各三两，瞿麦、通草、犀角（屑）各二两，射干十两

以水八升，煮取二升，去滓，细细含咽。一日令尽，得破脓。

◇ **治喉痹口噤神方**

草乌头、皂荚等份

为末，入麝香少许，入牙并搐鼻内，牙关自开。

◇ **治客热咽痛神方**

风邪客于喉间，气郁成热，故为痛也。方用：

薄荷、防风、玄参、甘草、片芩（酒炒）、栀子各五分，桔梗、连翘

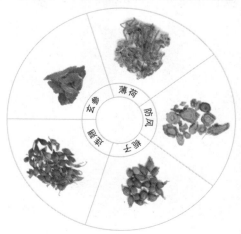

各一钱，大黄（酒炒）、芒硝、牛蒡、荆芥各七分

水煎，食后温服。外用：

寒水石半两（煅红），硼砂、牙硝、朱砂各一钱，龙脑五分

共为细末，掺入喉中，每次一钱。

◇ **治急喉痹神方**

猪牙皂、白矾、黄连等份

瓦上焙干为末，以药半钱吹入喉中，少顷吐出脓血，立愈。

◇ **治客寒咽痛神方**

寒气客于会厌，猝然如哑。是为寒气与痰涎凝结咽喉之间，宜以甘辛温药治之，忌寒凉。方用：

母姜汁一升，酥、牛骨髓各一升，桂心、秦椒各一两，防风一两半，川芎、独活各一两六铢

上为末，纳姜汁中，煎取相淹濡，下酥髓等合调，微火三上三下煎。平旦温清酒一升，下膏二合，即细细吞之，日三夜一。

◇ **治咽痛失音神方**

瓜蒌一枚，白僵蚕（去头炒）半两，甘草（炙）二两

上为细末，每服三钱，温酒或生姜自然汁调下。或用绵裹噙化，咽津

亦得，日两三服。

◇ 治咽喉妨闷神方

喉间痰气结聚成核，久而不散，则生燥涩，凡妇人多郁者恒患之。治用：

厚朴（姜汁炙）、赤苓、紫苏叶各一两，半夏（姜制）一两半

每服三钱，入生姜三片同煎，食后温服。

◇ 治喉肿神方

豉一升半，犀角屑一两，羚羊角屑一两，芍药三两，升麻四两，杏仁（去皮尖）一两，甘草（炙）二两，栀子七枚

上以水七升，煮取一升半，去滓，分三服。忌海藻、菘菜。

◇ 治喉痛神方

败笔一枝

烧屑，以浆饮服一方寸匕，良验。或用：

龙脑三分，僵蚕五厘，硼砂二钱半，牙硝七钱半

共研细末，吹患处，立效。

◇ 治喉闭神方

鸭嘴胆矾

研细，以酽醋调灌，药下咽后，即吐出胶痰，其症自瘥。

◇ 治喉疮神方

生地黄五两，青竹茹、玄参、鸡苏各二两，茯苓、升麻、麦冬（去心）各一两

上以水八升，煮取二升五合，去

滓，分三次服之。每次如人行七八里。忌生冷、热面、炙肉、油酢。

◇ 治喉风神方

天南星三十枚，大半夏、白矾、白盐、防风、朴硝各四两，桔梗二两，甘草一两，大梅实（择七分熟者）一百枚

先将硝盐水渍一伏时，然后将各药研碎，方将梅实置于水，淹过三指为度。浸七日取出，曝干，又入水中，浸透曝之，俟药水干为度。方将梅子入磁罐封密，如霜衣白愈佳。用时绵裹噙口中，徐徐咽汁下，痰出自愈。

◇ 治实火喉蛾神方

山豆根、黄连、半夏、柴胡、甘草、桔梗、天花粉各二钱

水煎服，二剂自愈。

◇ 治虚火喉蛾神方

本症与前症之区别，系前症为口燥舌干而开裂，本症则口不甚渴，舌滑而不裂；前症晨重夜轻，本症则反是。证候不同，治法自异。法宜引火归原，火势既除，病自消亡。方用：

熟地黄、玄参各一两，茯苓五钱，山药、山茱萸各四钱，白芥子三钱，肉桂二钱，北五味子一钱

水煎服。一剂而痛除肿消，二剂痊愈。

◇ 治喉疹神方

西牛黄、人指甲（男病用女，女病用男）各五厘，龙脑三厘，珍珠、

象牙（焙）各三分，壁钱（土壁砖上者可用，木板上者不可用）二十枚（焙），青黛六分

共为细末，吹患处，极效。

◇ **治喉癣神方**

龙脑、苋菜根（煅灰）、薄荷、黄柏各一钱，硼砂、儿茶各一钱五分，人中白、山豆根、胡黄连各二钱，枯矾、青黛、龙骨、乌梅肉各五分

上各为末，和匀吹用。

◇ **治喉痈神方**

可取蟾酥丸噙之。一二丸即愈。

◇ **治喉疬神方**

初生如梅核，吐之不出。咽之不下，久之渐上于喉结之间。宜用：

焰硝一两五钱，硼砂五钱，雄黄二钱，白僵蚕一钱，龙脑二分

共研末，含之口中，勿咽下。

◇ **治声哑神方**

硼砂一两，诃子肉二钱，元明粉、胆星各一钱，龙脑三分

上共为末，用大乌梅一两，捣烂和丸，如弹丸大，含于口中，经宿即愈。或用：

杏仁三分

熬之，别杵桂一分和如泥，取李核用绵裹细细含之，日五夜三。

◇ **治喉痒神方**

薄荷二分，麝香五厘

研成细末，吹入喉中，俟吐出涎水碗许后。再以陈米二合，煎汤饮

之。切不可先饮茶、酒、汤水，否则难治。

◇ **治喉烂神方**

锉蔷薇根

浓煮汁，含漱之，冬用根，夏用枝叶。

◇ **治杂物鲠喉神方**

好蜜以匕抄，稍稍咽之，令下。

◇ **治鱼骨鲠喉神方**

取饴糖丸如鸡子黄者吞下，不出又吞以渐大，作丸用，得效。

◇ **治诸骨鲠喉神方**

虎骨

为末，水服方寸匕即下。或吞蝼蛄脑亦下。

◇ **治竹木刺喉神方**

于腊月中取鳜鱼胆，悬北檐下令干。每服取一皂子许，以酒煎化，温温呷之。若得逆便吐，物即随顽涎出。若未吐，更饮温酒，但以吐为妙。酒即随性量力也。若未出，更煎一块子，无不出者。若求鳜鱼不得，蠡鱼、鲩鱼、鲫鱼俱可，腊月收之甚佳。

◇ **治铁针刺喉神方**

癞虾蟆数只

去头倒悬流血，承以碗，得杯许，灌入喉中，超时连针吐出，针自柔曲。

◇ **治百物鲠喉神方**

茯苓、贯众、甘草

上等份，米汤饮下一钱。

第十四卷
华佗皮肤科神方

◇ 面膏神方

杜衡、杜若、防风、藁本、细辛、白附子、木兰皮、当归、白术、独活、白茯苓、葳蕤、白芷、丁香、零陵香、甘松香、青木香各二两，麝香半两，白鹅脂半升，白羊脂、牛髓各一升，羊胰三具

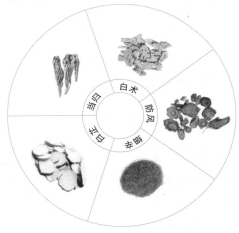

上二十二味，先以水浸膏髓等五日。日满别再易水，自后每隔五日一易水，阅二十日止。以酒一升，羊胰令消尽去脉。乃细切香于瓷器中，密封一宿。晓以诸脂等合煎，三上三下，以酒水气尽为候。即以绵布绞去滓，研之千遍，待凝乃止。使白如雪，每夜涂面。昼则洗却，更涂新者，十日以后，色等桃花。

◇ 治面黑不白净神方

白鲜皮、白僵蚕、白附子、川芎、鹰屎白、白芷、青木香、甘松香、白术、白檀香、丁香子各三分，冬瓜仁五合，白梅（去核）二七枚，瓜子一两，杏仁（去皮）三十枚，鸡子白七枚

上十六味，先以猪胰和面曝令干；然后合诸药捣筛；又以白豆屑二升为散。旦用洗面手以上，面即洁白无瑕。

◇ 治面多黯神方

患者面部不净，状如雀卵者甚多，俗名雀斑。可用苦酒煮白术，常以试面，渐渐自去。或以新生鸡子一枚，穿去其黄，以朱末一两纳其中，漆固，以鸡伏着，倒出，取涂面，立去而白。

◇ 治面多黑痣神方

莽荿二分，桂心一分

上二味捣筛，以酢浆水服方寸匕，日一，止即脱。内服栀子散，瘥。

◇ 治面生皰神方

麝香三分，附子一两，当归、川芎、细辛、杜衡、白芷、芍药各四分

上八味切碎，以腊月猪膏一升半

煎，三上三下，去滓，下香膏以敷疱上，日三，瘥。

◇ **治面生疱神方**

木兰皮、防风、白芷、青木香、牛膝、独活、藁本、芍药、白附子、杜衡、当归、细辛、川芎各一两，麝香二分

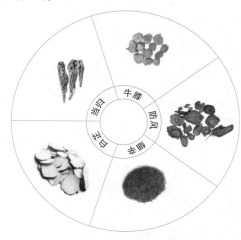

上十四味锉，以腊月猪脂二升，微火煎三上三下，去滓入麝香，以敷面上，妙。

◇ **治面上粉滓神方**

光明砂（研）四分，麝香二分，牛黄半分，水银四分（以面脂和研），雄黄三分

上五味并精好药捣筛研如粉，以面脂一升纳药中，和搅令极调，一如敷面脂法。以香浆水洗、敷药，避风。经宿粉滓落如蔓菁子状，此方秘不传。

◇ **治面色晦暗神方**

羊脂、猪脂各一升，白芷半升，

乌喙十四枚，大枣十枚，麝香少许，桃仁十四枚，甘草一尺（炙），半夏（洗）半两

上九味合煎，以白芷色黄，去滓涂面，二十日即变，五十日如玉光润，妙。

◇ **治面上瘢痕神方**

禹余粮、半夏等份

上为末，鸡子黄调敷。先以布拭干，勿见风日，三十日。虽十年者亦灭。

◇ **治面风神方**

玉屑、密陀僧、珊瑚各二两，白附子三两

上四味细研如粉，用酥和，夜涂面上，旦洗去。

◇ **治眉毛稀疏神方**

取七月乌麻花阴干为末，生乌麻油浸，每夜涂之。

◇ **治头风白屑神方**

蔓荆子一升，生附子三十枚，羊踯躅花、葶苈子各四两，零陵香二两，莲子草一握

上六味以绵裹，用油二升渍七日，每梳头常用之。若发稀及秃处，即以铁精一两，以此膏油于瓷器中研，摩秃处，其发即生。

◇ **治头发脱落神方**

乌喙、莽草、石南星、续断、皂荚（去皮熬子）、泽兰、白术各二两，辛夷仁一两，柏叶半升，猪脂三升

上十味，以苦酒渍一宿，以脂煎

于东向灶釜中，以苇薪煎之。先致三堆土，每三沸即下致一堆土，候沸定，却上，至三沸。又置土堆上，三毕成膏讫。去滓置铜器中，数北向屋溜从西端至第七溜下埋之，三十日药成。小儿当刮头，日三涂；大人数沐，沐已涂之。

◇ 治发色黄白神方

黄芪、当归、独活、川芎、白芷、芍药、莽草、防风、辛夷仁、干地黄、藁本、蛇含各一两，薤白半升，乌麻油四升半，马鬐膏二升

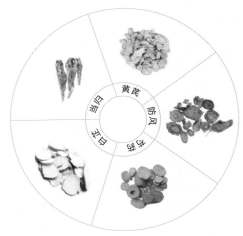

上十五味，以微火煎三上三下，俟白芷黄色，膏成去滓，洗发讫后，涂之。

◇ 治发黄神方

大豆五升，醋浆水二升

上二味煮取五升汁，淋之数月当愈。

◇ 染白发使黑神方

胡粉、白灰各一分

上二味，以鸡子白和，先以泔浆洗令净，后涂之。取急以油帛，裹之一宿，以澡豆洗却，则其发黑软不绝。或择取细粒乌豆四升，煮取四升，去豆以好灰汁净洗发。俟干后，即用豆汁热涂之，裹以油帛，经宿始开，既干再涂以熊脂，仍裹以油帛，则色黑如漆，一涂三年不变。

◇ 治发落不生神方

蜀椒三两半，莽草二两，干姜、半夏、桂心、闾茹、附子、细辛各一两

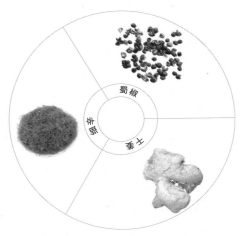

上八味捣筛极细，以生猪脂剥去筋膜，取二十两，和前药合捣令消尽。药成，先以白米泔沐发令极净，每夜摩之。经四五日其毛孔即渐生软细白皮毛。十五日后渐变作黑发。月余后发生五寸，即可停止。

◇ 治发臭神方

佩兰叶

煎水沸之，可除发臭。或煮鸡苏为汁，或烧灰淋汁沐之，均效。

◇ 令发不生神方

拔毛发后，以蟹脂涂之，永不复生。或取蚌壳烧灰研粉，和以鳖脂，后即涂之，亦效。

◇ 除头虱神方

以水银与蜡油相和研之，至不见水银为止。用以涂发，一宿即尽死。

◇ 治毛虱神方

凡男女阴毛及腋毛等处常生有一种八角形之虫，名曰角虱。往往深入肌理，瘙痒异常。可用：

百部末

研粉，渍上好烧酒中一宿，用以涂擦极效。或用除头虱之水银膏，擦之亦效。

◇ 治唇裂神方

橄榄

炒研末，以猪脂和涂之，极效。

◇ 治嘴角疮神方

取新鲜杉木细枝一条，以烈火烧其上端。则末端有白色之浆流出，即取涂之，奇效。

◇ 治腋臭神方

正旦以小便洗腋下，即不臭。或以：

鸡舌香、藿香、青木香、胡粉各二两

为散。绵裹之，纳腋下，亦效。

◇ 治夏日斑神方

先用水洗净汗垢，然后研密陀僧为末，以胡瓜蒂蘸擦数次，即愈。

◇ 治手面皲裂神方

蜀椒四合水煮去滓，以手渍入，约半食顷，取出令干。须臾再渍，三四次。干后涂以猪羊脑即效。或以：

五倍子末与牛骨髓调和，填纳缝中亦效。

◇ 治鸡眼神方

先将鸡眼以利刃剔开，次乃以生锻石、糯米尖、湿碱共研末，用冷水少许调和，经二三时即成糊，每晚临睡搽少许，数日即愈。

◇ 治肉刺神方

以黑木耳取贴之自消烂，又不痛。宜以汤浸木耳，软乃用之。

◇ 治疣目神方

疣目者，谓各部有疣子似目也。可用苦酒渍锻石六七日，取汁点疣上，小作疮，即落。

◇ 去黑子神方

晚间临睡时用暖浆水洗面，以布揩黑子令赤痛。挑动黑子，水研白旃檀，取浓汁，涂其上。旦复以暖浆水洗面，仍以鹰屎粉其上。

◇ 治足茧神方

荸荠半枚

贴患处，越宿，次夕续为之，凡五六次，茧自连根脱落。

◇ 治足汗神方

菜菔

煎汁，时时洗之，自愈。

◇ 治遍身风痒神方

蒺藜子苗

煮汤洗之，立瘥。

◇ 治干癣神方

干癣积年生痂，搔之黄水出，每逢阴雨即痒。治用：

斑蝥半两

微炒为末，调敷之。

◇ 治湿癣神方

刮疮令圻，火灸指摩之，以蛇床子末和猪脂敷之，瘥止。或用楮叶半斤，细切捣烂，涂癣上。

◇ 治癣疮神方

雄黄、硫黄各一两，羊蹄根、白糖、荷叶各一两

上五味以后三种捣如泥，合前二种更捣，和调以敷之。若强少以蜜解之，令濡，不过三，瘥。

◇ 治疥疮神方

黄连十四铢，藜芦十二铢，大黄一两，干姜十四铢，闾茹十铢，莽草十二铢，羊踯躅十铢

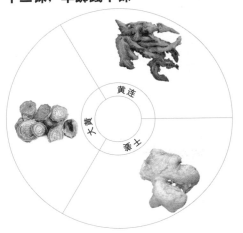

上药捣筛，以猪脂二斤，微火向东煎之，三上三下。膏成去痂，汁尽敷之，极效。合时勿令妇人、鸡犬见之。

◇ 治诸癞神方

凡癞病皆起于恶风及触犯忌害得之。初觉皮肤不仁，淫淫若痒如虫行，宜急疗之。此疾乃有八九种，皆须断米谷鲑肴，专食胡麻松术，治用：

苦参五斤

锉细，以陈酒三斗，渍四五日，稍稍饮之二三合。外用：葎草一担，以水二石煮取一石洗之。不过三五度，当瘥。

◇ 治乌癞神方

本症初发与前症无异，惟其皮肉之中，或如有桃李者，癜疹赤黑，手足顽痹。手足不觉痛，脚下不得踏地，身体疮痛，两肘如绳缚，是名乌癞。治用：

猬皮（炙）一副，魁蛤、蝮蛇头（末）、木虻（去翅足熬）各四枚，

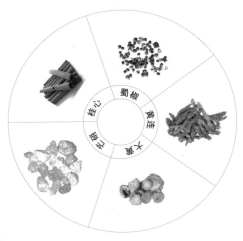

虻虫（去翅足熬）、蛴螬（并炙）、水蛭各一枚，鲮鲤甲（去头足炙）、葛上亭长（炙）、斑蝥（去翅足炙）各七枚，蜈蚣（去头足炙）、附子（泡去皮）各三枚，蜘蛛（炙）五枚，雷丸三十枚，巴豆（去皮心熬）十五枚，水银、大黄、真丹、桂心、射罔各一两，石膏二两，蜀椒、龙骨各三分，黄连、芒硝、甘遂（熬）、矾石（烧）、滑石各一分

上二十八味捣筛，蜜和丸如胡豆，服二丸，日三。加之以知为度。

此方各药，分两多寡殊异，当系记录差误，用时即以意量之。（孙思邈注）

◇ 治白癞神方

凡癞病语声嘶，目视不明，四肢顽痹，肢节大热，身体手足瘾疹起，往往正白在肉里，鼻有息肉，目生白珠，当瞳子，视无所见，此名白癞。治用：

苦参五升，露蜂房（炙）五两，

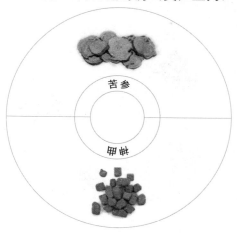

猬皮（炙）一具，神曲三斤

上以水三斗五合，合药渍四宿，去滓。炊米二斗，酿如常法，酒熟。食后饮三五合，渐增之，以知为度。

◇ 治冻疮神方

干狗粪（经霜而白者佳）

烧灰存性，研为细末，脂麻油调敷数次即愈。此方奇验，非他药可及。

◇ 治风疹神方

以夏蚕沙一升，水煎去滓，遍浴全身，其疹自退。内用：

白术

为末，酒服一匙，日二服。仍忌风。

◇ 治疿子神方

升麻

煎服，并洗患处自愈。或以：

绿豆粉、蛤粉各二两，滑石一两

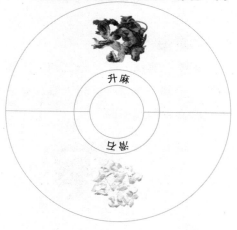

和匀扑之，亦效。

◇ 治漆咬神方

可用韭叶捣烂敷之。或速以芥菜煮汤洗之，亦效。

◇ 治脚丫湿烂神方

密陀僧一两，熟石膏、枯矾各二钱，轻粉一钱

上共为末，湿则干敷，干则桐油调搽。

◇ 治脚缝出水神方

黄丹三钱，花蕊石一钱

共研细末掺之，即止水。

◇ 治漆疮神方

取莲叶干者一斤，水一斗，煮取五升，洗疮上，日再，瘥。

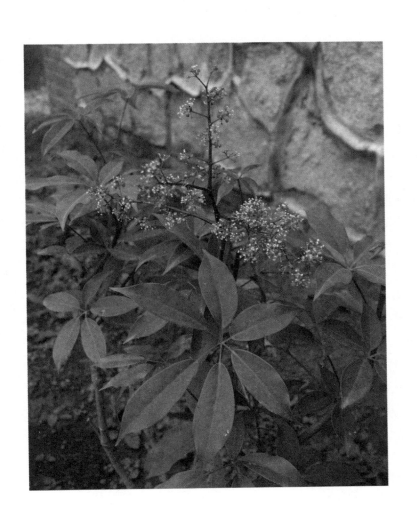

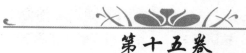

第十五卷
华佗伤科神方

◇ 治折骨神方

取大麻根叶，无问多少，捣取汁饮一小升。无生青者，以干者煮取汁服。外治用：黄狗头骨一具，以汤去其皮毛，置炭火中煅之，去泥捣细末。别以牡蛎亦置炭火上煅之，临用时每狗骨末五钱，入牡蛎末三钱，肉桂末二钱，并以糯米粥铺绢帛上，乃掺药在粥上，裹损伤处。大段折伤者，上更以竹片夹之，少时觉痒，不可抓挠，宜轻拭以手帕。一三日效。

◇ 治筋骨俱伤神方

捣烂生地黄熬之，以裹折伤处，以竹片夹裹之令遍，病上急缚，勿令转动。日十易，三日瘥。内用：

干地黄、当归、独活、苦参各二两

共捣末，酒服方寸匕，日三。

◇ 治伤筋神方

取蟹头中脑及足中髓熬之，纳疮中，筋即续生。或取旋覆草根洗净，去土捣之，量疮大小，取多少敷之。日一易，以瘥为度。

◇ 治折腕神方

生附子（去皮）四枚

以苦酒渍三宿，用脂膏一斤煎之，三上三下，膏成敷之。

◇ 治折腕瘀血神方

虻虫（去足翅熬）、牡丹皮

二物各等份，酒服方寸匕，血化成水。或用：

大黄六两，桂心二两，桃仁（去皮）六十枚

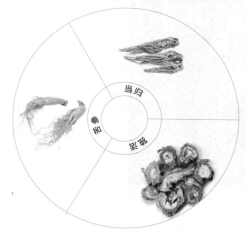

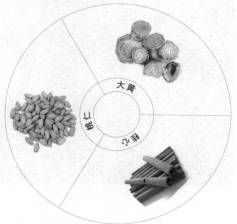

上三味以酒六升，煮取三升，分三服，当下血，瘥。

◇ 治被击青肿神方

以新热羊肉敷之，或炙肥猪肉令热，拓上。又炙猪肝贴之，亦佳。

◇ 治被击有瘀神方

刮青竹皮二升，乱发如鸡子大四枚（烧灰），延胡索二两

上捣散，以水酒各一升煎三沸，顿服，日三四，或以：

大黄二两，桃仁（去皮尖熬）、虻虫（去足翅熬）各二十一枚

上捣散，蜜和丸。四丸即纳酒一升，煎取七合，服之。

◇ 治伤腰神方

续断、大黄、补骨脂、没药、红花、赤芍、当归尾、虎骨各二钱，鲮鲤甲、刘寄奴、自然铜（火煅醋淬）各一钱，丝瓜络半枚

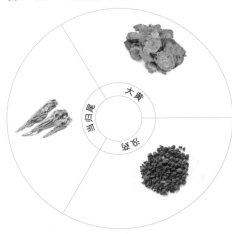

上以水和酒合煎，温服，极效。

◇ 治从高堕下神方

阿胶（炙）、干姜各二两，艾叶、芍药各三两

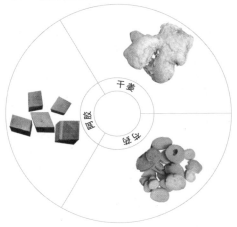

上以水八升，煮取三升，去滓。纳胶令烊，分二服。羸人须分三服。此方治因堕伤唾血或吐血极效。并治金疮伤绝，及妇人产后崩中。

◇ 治堕伤瘀血神方

蒲黄十分，当归、干姜、桂心各八分，大黄十二分，虻虫（去足翅熬）四分

上捣散，空腹酒服方寸匕，日再。渐增至匙半，以瘥为度。又方煮大豆或小豆令熟，饮汁数升，和酒服之，弥佳。

◇ 治头额跌破神方

白矾（煅令汁尽）、五倍子

上二味等份研和，敷伤处，血即止而不流。

◇ 治因跌破脑神方

透明龙齿、人参、生地黄、象皮

各三钱，龙脑三分

上研和。再以：

地虱二十枚，蝼蛄三枚

各去头翅捣烂，更入前药捣之，干为末。每服一钱，极效。或以蜂蜜和葱白捣匀厚涂，亦效。

◇ **治颌脱神方**

先令患者平身正坐，术者以两手托住下颌，向脑后送上关窍，即以布扎住。外用天南星研末。姜汁调敷两颌，越宿即愈。惟居处宜忌风寒。

◇ **治堕马伤神方**

当归（熬令香）、甘草（炙）、桂心、蜀椒各二分，川芎（熬）六分，附子（炮）、泽兰（熬）各一分

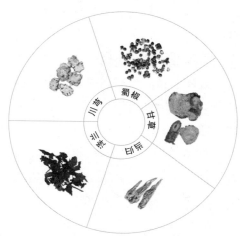

上捣散，酒服方寸匕，日三。此方大验，服之能令呼吸之间，不复大痛，三日后筋骨即相连。

◇ **治闪颈神方**

硼砂

研末，以灯心蘸点眼内四角，泪

出即松，续行三次，当愈。

◇ **治破口伤神方**

血竭二钱五分，没药五钱，龙骨（五花者）二钱（俱另研），灯心草一束，苏木二钱，桔梗五分

外用：黄泥封固，以文火煅干为末；再用红花二钱，焙为末，共为细末，掺于创口，立能止血。

◇ **治破伤风神方**

南星、防风、白芷、天麻、白附子、羌活

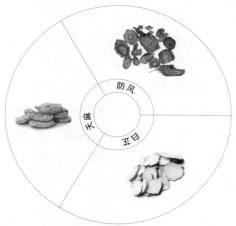

上等份为末，每服二钱，热酒一盅调服。更敷伤处。牙紧反张者，每服三钱，热童便调服。虽内有瘀血者，亦愈。若已昏死，苟心腹尚温者，连进三服，亦可保全。

◇ **治金疮神方**

初伤出血，即以小便淋洗。伤久者可用：

文蛤、降真香、人参

三物各等份为末，干掺伤处，须

扎紧。或用：

枯矾七钱，乳香三钱

共为末掺之。如伤已久溃烂者，宜用：

乳香、没药（共去油）、三七（焙）、轻粉、儿茶各三钱，麝香四分，冰片三分

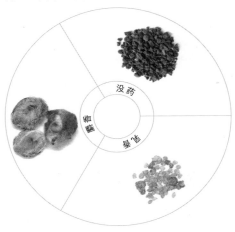

上药共为末，以白蜜调敷，一次即愈。

◇ 治箭镞伤神方

凡箭镞入骨，不能得出，不可即拔动，恐其伤骨也。治宜用：

巴豆一粒（炮去壳勿焦），活蜣螂一枚

同研炒，涂于伤处，须臾痛定微痒，极难忍之时，方可拔动。取出镞，立瘥。

◇ 治中箭毒神方

凡中箭毒者，其内外皮肉必黑，疼痛欲死。治宜先用刀割开皮肉，取出箭镞；再以妇人月水洗之，方能解去其毒。或捣蓝青绞取汁饮之，并敷疮上。若无蓝取青布渍之，绞取汁饮之。又以汁淋灌疮中。又或以干葛、盐等份，捣末敷疮上，毒皆自出。

箭毒有三种：交广夷俚多用焦铜作镞，岭北则用诸蛇虫毒螫物汁着管中，渍箭镞。此二种才伤皮，便红肿腐烂而死。唯射猪犬，虽困犹得活，以其啖人粪故也，人若有中之，即便餐粪，或绞滤取汁饮之，并以涂疮上，须臾即定，不尔不可救也。又一种是今之猎师射獐鹿用射罔，以涂箭镞。人中之当时亦困顿，着宽处者不死，若近胸腹，亦宜急疗之。今华先生所传各方，是射罔者耳。（孙思邈注）

◇ 治杖伤神方

赤杖之时，可先取野红花（即：小蓟）半斤，用烧酒四斤半，渍之越宿，即取出曝干。临刑时绢包二钱，噙口内，咽其汁，任刑不知痛。或用：

土鳖（焙）五枚，苏木、乳香、

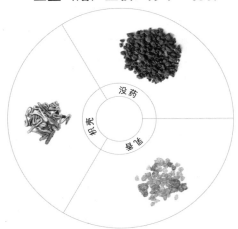

没药各二钱，木耳、鲮鲤甲、牡丹皮、枳壳、蒲黄、当归尾、木通、甘草各一钱

酒水共煎服，如服后不受杖，可服靛花水二杯解去之。初杖后若欲散血消肿，可用：

胡椒二两，土鳖三十枚，当归尾一两五钱，木耳灰一两五钱，乳香、没药、杏仁、桃仁发灰、血竭各三钱八分，自然铜（醋淬七次）五分

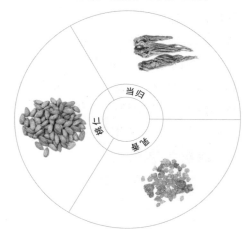

上为末，别以胡椒两半煮汁打糊为丸，每责十板，服药二钱，热酒送下。外用：

大黄、白芷各两许

水煎浓汁揉洗伤处，以瘀散见红为度。别以：

猪脂三两，白蜡、樟脑各一两，轻粉五钱，龙脑、麝香各三分

为末，贴敷之。

◇ **治夹伤神方**

未受刑时如前法，可先服药。已夹后，随用朱砂末以烧酒调敷伤处，用一人以十指尖轻啄患者脚底，先觉痒，次觉痛为止。再用一二人以笔管于患者足面上轻轻赶之，助通血脉。候伤处凹者凸起，四围肿大为度。即以闹羊花焙干为末，每服五分至七分。先饮酒半酣，次服药，再饮至大醉，即静卧勿语。次日去敷药，再用：

透骨草、天冬、天灵草（天灵草，即青葙子之枝叶）、南星、地骨皮、陈皮各等份，象皮倍用

水煎浸洗，日二三次。仍以闹羊花末如前法服之，三次痊愈。

◇ **治跌打损伤神方**

三七、大黄、牡丹皮、枳壳、大小蓟各三钱，当归、白芍、生地黄各五钱，红花一钱，桃仁十四枚

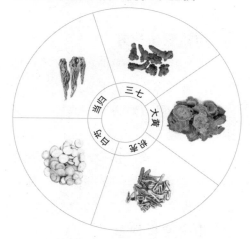

水酒各半，煎八分服。如日久疼痛，或皮肉不破而疼痛，可用水蛭切碎，以烈火炒焦黑研碎，加入前药中，

中医经典华佗神方

最多三剂，决不再痛，惟水蛭必须炒黑，万不可半生，否则反有害于人。

◇ 治竹木入肉神方

鹿角烧灰研末，以水和涂之立出。久者不过一夕。或取羊粪燥者烧灰，和脂涂之，刺若未出，重敷之。

◇ 治铁针入肉神方

生磁石一两

研末，以芸苔子油调敷皮外，离针入处约寸许。渐移至针口，由受伤原口而出，极神效。

◇ 治水银入肉神方

以金属薄板如银、铜、铅、锡等片，时时在入口部熨贴，则水银自能出而侵蚀各金，俟各金上融合已足，更易之，至罄而止。

◇ 治瓷片入肉神方

择三角形银杏果实去壳及心，渍芸苔子油中越宿，即取出捣烂，敷贴患部，日更易之，数次即愈。

◇ 治骨刺入肉神方

以牛膝根茎合捣，敷之即出。纵疮合，其刺犹自出。或以鹿脑厚敷上，燥复易之，半日即出。

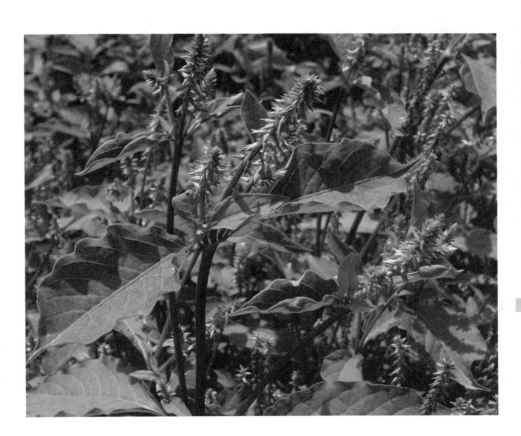

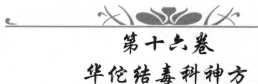

第十六卷
华佗结毒科神方

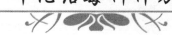

◇ 治白浊神方

桑螵蛸（炙）、白龙骨等份

上二味为末，空服盐汤下二钱，日三。

◇ 治赤浊神方

菟丝子、麦冬等份

为末，蜜丸梧子大，盐汤下，每服七十丸。

◇ 治赤白浊神方

石菖蒲、萆薢、益智仁、乌药各一两

上四味，水煎八分，温服，以瘥为度。

◇ 治秽疮风毒神方

土茯苓三斤，生黄芪一斤，当归八两

先以水三十碗，将土茯苓煎汤，取黄芪、当归拌匀微炒，干磨为末，蜜为丸。白汤下三钱，日三，一剂当效。

◇ 治秽疮初发神方

胆矾、白矾、水银等份

各捣研，至水银不见星为度，入香油、唾津各小许拌匀。坐于帐内，取药涂两足心，以两手心对足心摩擦良久。再涂再擦，旋即覆被安卧取汗，或俟大便去垢出秽涎为度。每次强者需四钱，羸者二钱。续行三日，内服药同上条，并时行澡洗。

◇ 治秽疮结毒神方

麦冬三两，甘草一两，桔梗、黄芩、连翘、贝母、寒水石（研细末）各三钱，土茯苓、夏枯草各二两

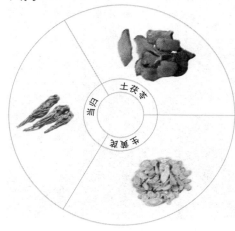

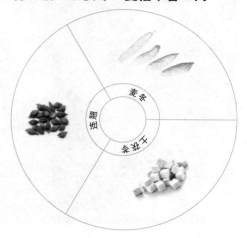

先以水三升，煎各药得一升半，乃调寒水石末温服，一剂瘥，二剂效。即已经鼻梁脱落及前阴溃烂者，亦能见效。

◇ 治梅疮鼻柱将落神方

人参、桔梗、甘草各一两，麦冬、金银花各三两，紫苏叶五钱

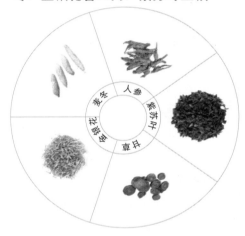

水五碗，煎取一碗。一剂能辨知香臭而不落矣。

◇ 治梅疮前阴腐烂神方

金银花半斤，土茯苓四两，当归、熟地黄各二两，黄柏一两，山茱萸三钱，肉桂二钱，北五味子一钱

上捣末，每日沸水调服一两，其功性能阻止前阴溃烂。即已脱落者，亦能重生。

◇ 治梅疮成圈神方

本症因疮发已久，行将结痂，复犯房事，遂致作痛生圈。治宜大补气血。以：

人参、茯苓、甘草各二钱，当归、白术、黄芪各三钱，熟地黄、土茯苓各五钱、川芎一钱，柴胡五分，肉桂三分

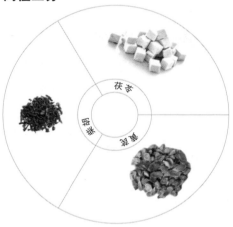

上以水煎服，约十剂，当瘥，虚甚者以多服为妙。外用：

人参、粉霜、甘草、轻粉、丹砂、槐米各一钱，石膏二钱，龙脑三分

共研细末，猪胆调搽，极效。

◇ 治梅疮生癣神方

是为女子感染男子余毒而生者，或疮已告痊，因偶食牛肉，或当风洗浴，或房事过劳，遂致肤上毒结不散，因而生癣。其候或血干而起白屑者有之，或肉碎而流红水以致淋漓臭秽者有之。内用：

天花粉、威灵仙、胡麻、槐角、甘草各二钱，生地黄、麦冬、天冬各三钱，当归、黄芪各五钱，柴胡、乳香末、川芎各一钱，荆芥一钱五分

上以水煎服，约需十剂，外用：

黄柏、雄黄各二钱，孩儿茶三钱，没药、轻粉、粉霜、枯矾各一钱，丹砂五分，龙脑三分，蜗牛十个

共为末，猪胆调搽，日数次，三日渐愈。

◇ 治翻花砂疮神方

黄芪一两，土茯苓二两，白芍、茯苓各五钱，人参、甘草各三钱，当归、白矾各二钱

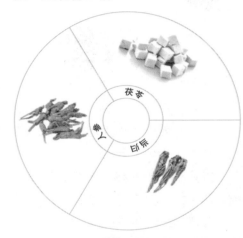

水煎服四剂，重者十剂。外用：

粉霜、轻粉、龙脑、黄柏（炒）、胡粉各二钱，百花霜、黄丹（水飞）、生甘草各三钱，蚯蚓粪（火焙干）一两

各研细末，点搽自愈。

◇ 治阳性砂疮神方

砂疮有阴阳性之分，凡色红作痛而高突者，是为阳性。治宜补气之药，佐以化毒之味。方用：

人参、白术各五钱，甘草、茯苓各三钱，半夏一钱，陈皮五分，土茯苓、金银花各一两

上以水煎服，十余剂瘥止，外用搽药详下。

◇ 治阴性砂疮神方

本症之候与前症相反，即色虽红而低陷，且患部不痛不痒。治宜补血之药，而辅以消毒之品。方用：

熟地黄、当归各五钱，川芎、茯苓、甘草、天花粉各二钱，白芍一钱，金银花、土茯苓各一两

水煎服二十剂。外用：

丹砂、粉霜、轻粉、甘草各一钱，雄黄二钱，孩儿茶三钱，露蜂房（烧灰）五分，龙脑三分

各为细末和匀，猪胆调搽自愈。前症亦可用此药搽之。

◇ 治下疳神方

初起时即用：

生黄芪、土茯苓各三两，生甘草三钱

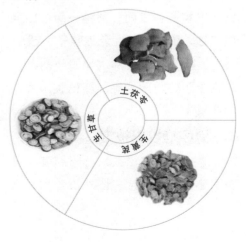

中医经典华佗神方

水煎服数剂。外用：

轻粉、乳香、百草霜各一钱，孩儿茶三钱，黄柏五钱，水粉、龙脑各三钱

上共为末，猪胆调搽。

◇ 治横痃神方

鲮鲤甲五钱，猪苓二钱

上二味，并以醋炙研末，酒下二钱。外亦用鲮鲤甲与轻粉共研末，香油调敷。

◇ 治鱼口神方

雄黄、乳香各二两，黄柏一两

上三味，共为细末，用新汲水调敷，肿处自消。

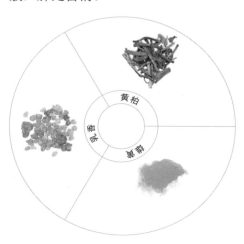

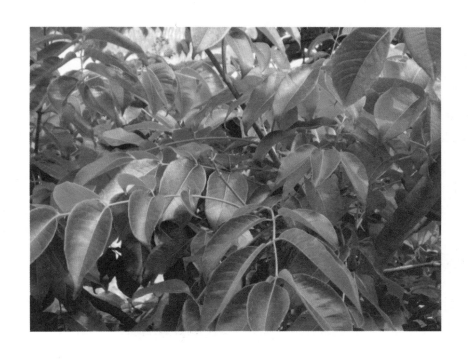

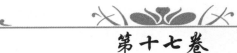

第十七卷
华佗急救法神方

◇ 救缢死神方

凡自缢死，旦至暮，虽已冷，必可活。暮至旦，则难疗。此谓其昼则阳盛，其气易通；夜则阴盛，其气难通也。治法先徐徐抱解其绳，不得截断上下，安被卧之。一人以脚踏其两肩，手挽其发，勿纵之。一人以手按据胸上，数动之。一人摩捋臂胫屈伸之，若已僵，但渐渐强屈之。并按其腹，如是一炊顷，气从口出，呼吸眼开，而犹引按莫置，亦勿苦劳之。并稍稍与以粥汤，自能回生。或以：

山羊血、菖蒲、紫苏叶各二钱，人参、半夏各三钱，红花、皂角刺、麝香各一钱

各为末，蜜为丸，如龙眼核大。酒化开，即以人口含药水，用葱管送入死人喉内，少顷即活。此丸神效之极，唯修合之时，以端午日为佳。

◇ 救溺死神方

以灶中灰布地令厚五寸，以甑倒着灰上。令死者伏于甑上，使头少垂下。炒盐二方寸匕，内竹管中，吹下孔中，即当吐水。水下因去甑，以死人着灰中，拥身使出鼻口即活。或以一人，将死者双足反背在肩上，行二里许，则水必由口中而出。乃置之灰内半日，任其不动。然后以生半夏丸纳鼻孔中，必取嚏而苏。急以：

人参三钱，茯苓一两，白术、薏苡仁、车前子各五钱，肉桂一钱

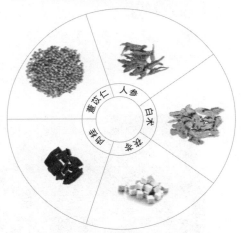

煎汤半盏灌之，无不生全也。

◇ 救冻死神方

以大器中熬灰使暖，盛以囊，薄其心上，冷即易。心暖气通，目得转，口乃开，可温稀粥稍稍吞之，即活。若不先温其心，使持火炙身，冷气与火争，立死。

◇ 救猝死神方

以葱刺耳中鼻中，血出者勿怪，无血难疗之，有血者是活候也。欲苏时，当捧两手，莫放之，须臾死人目

中医经典华佗神方

当举，手捞人，言痛乃止。刺迎香穴，男刺左，女刺右，令入七寸余，无苦立效。

◇ 救中恶神方

本症之候，为猝然心腹绞痛闷绝，诊其脉，紧大而浮者死，紧细而微者生。治用：

麝香一分，青木香、生犀角各二分

上为散，空腹热水下方寸匕，日二，立效。未止更作。一面灸两足大踇趾甲后聚毛中，各灸二七壮，即愈。

◇ 救客忤神方

客忤者，谓邪客之气，猝犯忤人精神也。喜于道间门外得之，其状心腹绞痛胀满，气冲心胸，或即闷绝，不复识人。治宜灸鼻下人中三十壮，自愈。并以：

麝香一钱，茯神、人参、天冬（去心）、鬼臼、菖蒲各等份

上以蜜丸如桐子大，每服十丸，日三。

◇ 救猝魇神方

猝魇者，谓梦里为鬼邪所魇屈也，切勿以火照之，否则杀人。但痛啮其脚踵及足踇趾甲际而多唾其面，则觉寤。或以皂荚末用竹筒吹两鼻孔中，即起。平时宜常以：

人参、茯神、茯苓、远志（去心）、赤石脂、龙骨、干姜、当归、甘草（炙）、白术、芍药、大枣（去核）、桂心、防风、紫菀各二两

上以水一斗二升，煮取三升半，分为五服，日三夜二。

◇ 救鬼击神方

鬼击者，谓鬼厉之气，击着于人也。得之无渐，猝着如人以刀矛刺状。胸胁腹内，绞急切痛，不可抑按，或即吐血，或鼻中出血，或下血。治法灸脐上一寸七壮，及两踵白肉际自愈。或以：

特生矾石（烧半日研）、皂荚（去皮子炙）、雄黄（研）、藜芦（熬）

上等份，捣为末。取如大豆许，以管吹入鼻中，得嚏则气通便活。若未嚏，复更吹之，得嚏为度。

◇ 救尸厥神方

人参一两，白术、半夏、茯苓各五钱，菖蒲一钱，陈皮五分

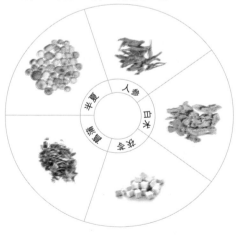

水煎服，一剂可愈，或以：

白马尾二七茎，白马前脚甲二枚

烧之，以苦酒丸如小豆大，开口

吞二丸，须臾更服一丸。

◇ 救痰厥神方

先以皂角刺为末，用鹅羽管吹入鼻孔，取嚏为度，次以：

人参、茯苓、半夏、天南星各三钱，白术五钱，白芥子一钱，生附子五分，生姜一块

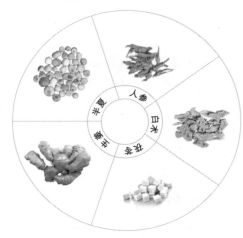

捣汁以酒与水各一碗，煎取一碗，温服。俟痰水吐尽，即令安睡，醒后再以：

人参、白薇、半夏各一钱，茯苓、白芥子各三钱，白术五钱，陈皮、甘草各五分

水煎服，一剂痊愈。

◇ 救惊死神方

急用醇酒一二杯，乘热灌之，自活。

◇ 救跌死神方

急扶起，令盘脚坐地上，手提其发。取生半夏末吹入鼻中，并用生姜汁灌之，再以童子小便，或糖水俾乘

热服之，散去其瘀血。

◇ 救击死神方

取松节一二升捣碎，入铁锅内炒之，以发青烟为度。用陈酒二三升，四围冲入，去滓令温服，即活。

◇ 救自刎神方

宜于气未绝，身未冷时，先将头垫正，直刀口合拢，拭去鲜血。急取大公鸡一羽，生剥其皮，乘热包贴患处，不久自愈。

◇ 救酒醉不醒神方

饮葛根汁一斗二升，取醒为度。或用蔓荆菜并少米熟煮，去滓冷之，使饮则良。

◇ 救电殛神方

以潮润砂土铺地，令患者身卧其上，再以湿砂满铺于身，仅留口鼻，以司呼吸，久而自醒。

◇ 救中蛊毒神方

人有养畜蛊毒以病患者（畜蛊害人，古书中多有记载），受毒者心腹切痛。如有物啮，或吐下血，不即治疗，食入五脏尽即死。欲知是蛊与否，当令病患唾水，沉者是，浮者非也。治用：

巴豆（去心皮熬）十枚，豉（熬）半升，釜底墨方寸匕

上捣筛为散，清旦以酒服如簺头大小，行蛊主当自至门，勿应之，去到家，立知其姓名。或以：

雄黄、朱砂、藜芦（炙）、马

目毒公、皂荚（去皮子炙）、莽草（炙）、巴豆（去心皮熬）各二分

共捣筛，蜜丸如大豆许，服三丸。当转下，先利清水，次出蛇等。常烦闷者，根据常法可用鸭羹补之。

◇ **救中毒神方**

锉芦根，煮汁，饮一二升，良。

◇ **救中蟹毒神方**

凡蟹未经霜者多毒，可用紫苏叶煮汁，饮之三升。以子汁饮之，亦治。

◇ **救中鱼毒神方**

浓煮橘皮饮汁，或饮冬瓜汁，亦效。

◇ **救中诸肉毒神方**

黄柏末，服方寸匕，未解者，数服。

◇ **救中菌毒神方**

绞人尿汁，饮一升即活。服诸吐痢丸亦佳。又掘地作土浆二三升，则良。中野芋毒亦同。

◇ **救中巴豆毒神方**

黄连、小豆、霍汁、大豆汁，并可解之。

◇ **救中芫花毒神方**

防风、甘、葛、桂，并解之。

◇ **救中半夏毒神方**

生姜汁，干姜汁并解之。

◇ **救中附子毒神方**

大豆汁、远志汁，并可解之。中乌头毒同治。

◇ **救中杏仁毒神方**

以蓝子汁解之。

◇ **救中莨菪毒神方**

煮甘草汁，捣蓝汁饮之，并良。

◇ **救中木鳖毒神方**

肉桂煎汁服，立愈。

◇ **救中诸毒神方**

取甘草煮浓汁，多饮之。或煮大豆汁令浓，多饮之。无大豆，豉亦佳。又煮荠苨令浓，饮一二升。如猝无可煮，嚼食之，亦可作散服之。又凡煮此类药汁解毒者，不可热饮，因诸毒得热更甚也，宜使小冷为良。

◇ **救中砒毒神方**

中毒时，可用生甘草三两，煎浓汁，加羊血半碗，和匀饮之令吐。如仍不吐，是为毒已入腹，此时五脏欲裂，腹必大痛。即用：

大黄二两，生甘草五钱，白矾一两，当归三两

水煎汁，数碗饮之，立时大泻，即生。

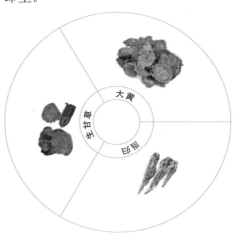

◇ 救中金毒神方

凡食金已死者。急取鸡矢半升，水淋得一升饮之，日三服，或吞水银二两，即裹金出，少者一两亦足。

◇ 救中水银毒神方

草木灰

煎浓汁饮之，即解。

◇ 救中雄黄毒神方

饮防己汁，即解。

◇ 救中胡粉毒神方

患者面青腹肿，坠痛欲死，是其候也。急用白蜜调脂麻令多饮，自解。

◇ 救中轻粉毒神方

金银花、山慈菇、紫草各一两，乳香、没药各五钱

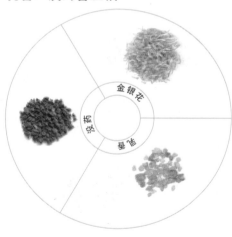

以盐水六碗，陈酒五碗，煎取六七碗，空腹温服，取汁避风。

◇ 救汤火伤神方

外用未熬麻油和栀子仁末涂之，以浓为佳。已成疮者，筛白糖灰粉之，即瘥。内用：

大黄、生甘草各五钱，荆芥、黄芩、防风各三钱，黄芪、茯苓各三两，当归四两

水煎服，一二剂愈。

◇ 救虎伤神方

凡人被虎咬伤后，血必涌出，创口溃烂，痛不可忍。急烧青布以熏疮口，毒即出。再煮葛根汁令浓洗之，日十度。并捣葛根为散，葛汁下之。每服一方寸匕，日五，甚者夜二。

又方急用猪肉贴之，随贴随化，随化随易。并以地榆一斤为细末，加入三七根末三两，苦参末四两，和匀掺之，血止而痛自定。

◇ 救犬咬伤神方

先嗍却恶血，灸疮中十壮，以后日灸一壮，满百乃止。又凡恶犬咬伤，七日一发，过三七日不发，则脱。故每届七日，辄饮薤汁一二升，过百日乃为大免。终身戒食犬肉、蚕蛹，再发不救。

◇ 救猪啮伤神方

炼松脂粘贴，或用屋溜中泥以敷之，亦佳。

◇ 救马踢踏伤神方

取妇人血经敷伤处，最效。或割鸡冠血点所啮疮中，日三。若公马用雌鸡，母马用雄鸡。

◇ 救毒蛇啮神方

取慈菇草捣以敷之，即瘥，其草似燕尾者是，大效。或捣射冈涂肿

194

上，血出，乃瘥。

◇ 救青蛇螫神方

此蛇色正绿，喜缘木及竹上，与竹木一色。人入竹林中游行，猝不及觉察，落于头背上，啮人即死。俗名青条蛇，其尾二三寸色异者，名熇尾蛇，毒尤烈。疗法：破乌鸡热敷之，或以雄黄、干姜各等份捣筛，和以射罔，着小竹管中，带之行，有急便用敷疮，兼疗诸蛇毒。

◇ 救蝮蛇螫神方

蝮蛇形不长，头扁口尖，头斑，身赤文斑。亦有青黑色者。人犯之头腹贴相着是也。其毒最烈，草行不可不慎。治用：

细辛、雄黄各等份

研末，以纳疮中，日三四敷之。或烧蜈蚣末敷疮上，亦效。平时用：

桂心、瓜蒌各等份

为末，以小竹筒密塞之，出外时佩用，如猝为蝮蛇所螫，即敷之。此药并疗诸蛇毒，惟塞不密，则气歇，不中用。

◇ 救诸蛇螫神方

此云诸蛇，非前件三种，盖谓赤、黄颔之属。治法急以绳缚创上寸许，则毒气不得走，一面令人以口嗍所螫处，取毒数唾去之，毒尽即不复痛。口嗍当少痛，无苦状。或觅取紫苋菜捣，饮汁一升，其滓以少水和涂疮上。又捣冬瓜根以敷之，或嚼干姜敷之，或煮吴茱萸汤渍之，均效。

◇ 救蜈蚣螫神方

割鸡冠取血涂之瘥。或嚼大蒜、小蒜、桑白汁等涂之。或挼蓝汁渍之，或以蜗牛擦取汁，点入螫处。

◇ 救蜘蛛螫神方

取萝藦草捣入泥封之，日二三，毒化作脓。脓出，频着勿停。或以乌麻油和胡粉如泥涂之，干即易去，取瘥止。又方用：

枣叶、柏叶（各五月五日采阴干）、生铁衣、晚蚕沙各等份

为末，以生麻油和如泥，先灸咬处涂之。又治蜘蛛咬，遍身生丝，可急用：

羊乳一升

饮之，数日即愈。

◇ 救蝎子螫神方

预于五月五日采蜀葵花、石榴花、艾心三物，俱阴干之，等份为末，和水涂螫处，立愈。

◇ 救蜂螫神方

取人溺新者洗之瘥。或取蛇皮以蜜涂之。炙令热，以点螫处。或以酱汁涂蛇皮，炙封之，均效。

◇ 救诸虫豸螫伤神方

取大蓝汁一碗，入雄黄、麝香二物，随意看多少，细研投蓝汁中，以点咬处。有是毒者，即并细服其汁，神效之极。亦治蜘蛛咬伤。

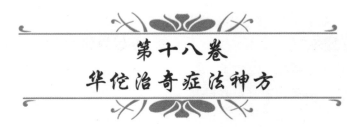

第十八卷
华佗治奇症法神方

◇ **治腹中生应声虫神方**

人腹中忽生应声虫，古人治法，将本草读之，遇虫不应声者，用之即愈。兹更有便法一，省读本草之劳，即用生甘草与白矾等份，不须二钱，饮下即愈。

◇ **治鼻中生红线神方**

鼻中生出红线一条，长尺许，稍动之则痛欲死。方用：

硼砂、龙脑各一分

研末，以人乳调之，轻点在红线中间，忽觉有人拳其背，红线顷刻即消，诚称奇绝。

◇ **治耳中蚁斗神方**

凡人耳中忽闻有蚂蚁战斗之声者，是为肾水耗尽。又加怒气伤肝所致。方用：

白芍、熟地黄、山茱萸各三两，麦冬一两，柴胡、栀子各三钱，白芥子一钱

水煎服，数剂后，战斗之声渐远，一月而愈。

◇ **治耳中奇痒神方**

耳中作痒，以木刺之，仍不能止，必以铁刀刺其底，铮铮作声，始觉愉快，否则痒极欲死。方用：

龙骨一钱，皂角刺二条（煅烧灰存性），龙脑三分，雄鼠屎一枚

上共为末，鼠胆水调匀后，再以人乳调如糊，尽抹入耳孔内。初时痒不可忍，须有人执定其两手，痒定而自愈矣。

◇ **治无故见鬼神方**

凡人无故见鬼，无论其状为三头六臂，或为断头刖足，或为金甲，或为蓝面，皆由心虚而祟凭之。方用：

白术、苍术各三两，半夏、大戟、山慈菇各一两，天南星三钱，附子、麝香各一钱

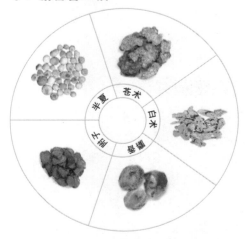

共为细末，捣成饼状，以生姜煎

汤化开服下，则必吐顽痰碗许而愈。

◇ 治狐凭病神方

凡人为山魈木魅狐狸虫蛇所祟者，统称之狐凭病。方用：

生桐油

擦其私处，疾自愈。或以污秽亵衣包裹头部，则怪自大笑而去，永不复来。

◇ 治脊缝生虱神方

本症之原，为肾中有风，得阳气吹之，即脊部裂开一缝，出虱千余。方用：

蓖麻三粒（研成如膏）、红枣三枚

捣成为丸，如弹丸大，火烧之熏于衣上，虱即死，而缝亦自合矣。

◇ 治蛇生腹中神方

患者体干涸如柴，肤似鳞甲，极易辨明。治用：

雄黄三两，甘草二两，白芷五钱

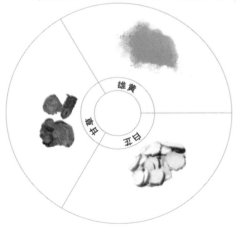

各为细末，择端午日以粽子米修合为丸如桐子大。食前嚼碎咽下，食

后必作痛，切不可饮水，犯则无效。

◇ 治粪便前后互易神方

本症之原，为夏季感受暑热，患者粪从前阴出，溺从后阴出，前后倒置，失其常度。法用：

车前子三两

煎汤三碗，顿服即愈。

◇ 治鳖生腹中神方

治法仍用前方。再加马尿一碗，加人尿（童便尤佳）半合，饮之立消。

◇ 治头臂生鸟鹊神方

患者头臂上忽生鸟鹊，外裹以皮膜，或如瘤状，或突起成块，内作鸟鹊之声，遇饥寒时即疼痛难忍。宜先以银刀割破其足，则鸟鹊即破孔而出。即敷以生肌散，外涂以神膏，三日后即生合如旧。

生肌散及神膏均见本书第三卷。

（孙思邈注）

◇ 治鬼胎神方

患者腹部膨大，状如妊娠，惟形容憔悴，面目黧黑，骨干毛枯，是由室女或思妇，不克抑制欲念，邪物凭之，遂生此症。治用：

红花半斤，大黄五钱，雷丸三钱

水煎服后，越宿即下血如鸡肝者数百片而愈。自后再多服补益之剂调治之。

◇ 治热毒攻心神方

患者头角忽生疮疖，第一日头重如山，越日即变青紫，再越日青紫及于全身即死。本症多得之于常服媚药。初起时速用：

金银花一斤

煎汁数十碗服之，俾少解其毒。继用：

金银花二两，玄参三两，当归二两，生甘草一两

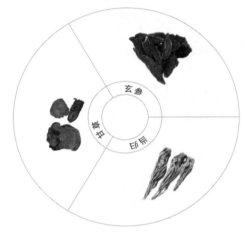

水煎服，日用一剂，至七日以后，疮口始渐能收敛。

◇ 治脚底生指神方

患者足之底部，忽生二趾，痛不可忍。急以刀轻刺其趾出血。次以：

人参一钱，龙脑三分，硼砂一分，瓦葱一两

共研细末，随时掺之，血尽为度。再用：

人参、生甘草、牛膝、白芥子、萆薢各三钱，白术五钱，薏苡仁一两，半夏一钱

水煎服，四剂痊愈。外更敷以神膏及生肌散。

◇ 治蛇生背上神方

是症由忤触神灵所致。患者初时觉背部痛甚，久而渐肿。用刀刮破其皮，忽有蛇形之物跃出，长约二尺。急用：

人参一两，半夏、天南星各三钱，附子一钱

水煎顿服，外敷以生肌散及神膏。

◇ 治毛孔流血神方

是由于酒色不禁，恣意纵欲所致。患者足上或毛孔中，血出如一线，流之不止，即濒于死。急用：

酽醋三斤

煮沸之，以两足浸入，即止。再用：

人参一两，当归三两

水煎浓汤，别以鲮鲤甲一片炒之，研末，调入药汁中饮之，即不复发。

◇ 治肠胃瘙痒神方

是为火郁结而不散之故。治宜表散之剂。用：

柴胡、炒栀子、天花粉各三钱，甘草二钱，白芍一两

水煎服，数剂即愈。

◇ 治遍身奇痒神方

尝有人先遍身发痒，锥刺之则稍已。未几又发奇痒，割以刀始快。少顷又痒，以刀割之乃觉痛，并流血不止。乃以锻石止之，复发奇痒，必割之体无完肤而后止。是必平时作恶多端获罪于天所致，患者宜自矢改过。用：

人参一两，当归三两，荆芥三钱

水煎服三剂，必效。

◇ 治水湿生虫神方

患者皮肤手足之间，发如蚯蚓之鸣声。鸣时可即用蚯蚓粪敷于患处。鸣止再用：

薏苡仁、芡实各一两，白芷五钱，生甘草、黄芩各三钱，防风五分，附子三分

水煎服，即愈。

◇ 治背生人头神方

患者背部忽生人头一具，眼耳口鼻俱备，并能呼人姓名。此症初起时，必背痛发痒。以手搔之，渐次长大，久且渐次露形，大如茶杯，唯无头发须眉耳。此时如以刀割之，立死不救。治宜用：

人参半斤，白术五两，贝母、白芥子、茯苓、生甘草、青盐各三两，白矾、半夏各二两

共为末，米糊丸如梧子大，每日晨夕二次，白汤下五钱，头自渐次缩小而愈。

◇ 治舌伸不收神方

是为阳火强盛之故。先以龙脑少许点之即收。次用：

人参、黄连、白芍各三钱，菖蒲、柴胡各一钱

水煎服，二剂当愈。

◇ 治舌缩不出神方

是为寒气结于胸腹之故，患者舌缩入喉咙，不能言语。宜急用：

人参三钱，白术五钱，附子、肉桂、干姜各一钱

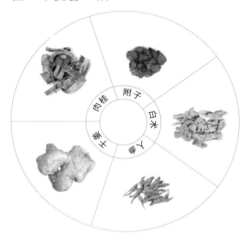

水煎服，一剂，舌自舒。

◇ 治掌中突起神方

患者掌中忽高起一寸，不痛不痒，是为阳明经之火不散，郁于掌中使然也。治用：

附子一枚

煎汤，以手握之，至凉而止。如是者十日，首觉剧痛，继乃觉痒，终乃突起者，渐且平复矣。

◇ 治鼻大如拳神方

是为肺金之火，壅于鼻而不得泄，以致鼻大如拳，疼痛欲死。治宜清其肺中之邪，去其鼻间之火，方用：

黄芩、甘草、麦冬、天花粉各三钱，桔梗、天冬各五钱，紫菀二钱，百部、紫苏子各一钱

水煎服，四剂自消。

◇ 治男子乳房肿如妇人神方

男子乳房忽臃肿如妇人之状，扪之痛欲死，经发不愈，是乃阳明之气，结于乳房之间，治宜消痰通瘀。方用：

金银花、蒲公英各一两，天花粉、白芥子各五钱，茯苓、白芍、通草各三钱，柴胡二钱，木通、炒栀子各一钱，附子八分

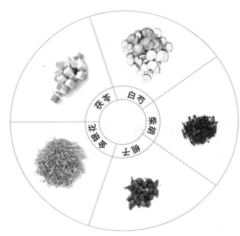

水煎服。

◇ 治手足脱落神方

人有手足俱脱落，而依然能生活者，此乃伤寒之时，口渴过饮凉水所致。愈后倘手足指出水者，急用：

薏苡仁三两，茯苓二两，白术一两，肉桂、车前子各一钱

水煎服，一连十剂。小便大利，俟手足水止之候，即止而不服。

◇ 治指甲脱落神方

患者手指甲尽行脱落，不痛不痒。是为肾经火虚，及房事之后，遽以凉水洗手所致。方用：

熟地黄、山茱萸、山药、茯苓、牡丹皮、泽泻、柴胡、白芍、补骨脂各三钱

水煎服。

◇ 治指缝生虫神方

患者指缝间血流不止，有虫如蜉蝣钻出，少顷即飞去，是缘湿热生虫，并带风邪所致。方用：

黄芪、熟地黄、薏苡仁各五钱，茯苓、当归、白芍、生甘草、白术各三钱，人参、柴胡、荆芥、川芎各一钱

水煎服四剂后，血即不流。更服四剂，手指即完好如初。

◇ 治脐口突伸神方

患者脐口忽长出二寸，状似蛇尾，却又非蛇，且不觉痛痒，是由任带之脉，痰气壅滞所致。方用：

硼砂、龙脑、麝香各一分，白芷、雄黄各一钱，儿茶二钱

共研末，先将其尾刺出血，此时患者必昏晕欲死，急以药点之，立化为黑水。急用：

白芷三钱

煎汤顿服，自愈。

◇ 治肛门生蛇神方

是为大肠湿热所致，肛门间忽伸出一物，似蛇非蛇，出入自由，治宜内用消药，外用点药。方用：

当归、白芍各一两，地榆五钱，莱菔子三钱，枳壳、槟榔、大黄各一钱

水煎，饭前温服一剂。外以：

木耳一两

煎汁洗之。洗后再用：

龙脑一分

研末点之，伸出物自缩进而愈矣。

◇ 治眼中长肉神方

常有人于眼中长肉二条，长各一寸，粗等线香，垂于眼外。治用：

龙脑、黄连、甘草各一分，硼砂半分

各为细末，研至无声为度。以人乳调点肉尖上，觉眼珠火炮出，一时收入而愈。更以：

白芍五钱，白芥子、白术、茯苓各三钱，炒栀子二钱，柴胡、甘草、陈皮各一钱

水煎服。

◇ 治腹胁间生鳞甲神方

此症以妇人为多，男子亦间有之。是缘孽龙化形，与妇人交接所致，此病以速治为妙。方用：

雷丸、大黄、白矾、铁衣、雄黄各三钱

共为细末，枣肉为丸，酒下三钱超时即由后阴下物碗许，状如人精，即觉胸中开爽。再服三钱，鳞甲尽落而愈。

◇ 治手皮上现蛇形神方

是缘蛇类乘人睡时，作交感于人身所致。患者手上皮上现蛇形一条，痛不可忍。治法先以利刀刺其头部，

继刺其尾，遂有如墨汁之血流出。外以白芷为末掺之，二次而愈。

◇ 治喉中有物行动神方

是由食生菜时，误吞蜈蚣，遂令蜈蚣生于胃口之上，其候喉中似有物行动，唾痰时其痛更甚。全身皮肤开裂，有水流出，目红肿而不痛，足水肿而能行。治法用：

鸡一只

五香烹煮极烂，乘患者熟睡时，将鸡置于口畔，则蜈蚣闻此香气，自然外出，即宜捉住，切不令再入口中。自一条至数条，尽乃愈。然后再以：

生甘草、荆芥、陈皮各一钱，白芍五钱，当归、黄芪各一两，薏苡仁、茯苓各三两，防风五分

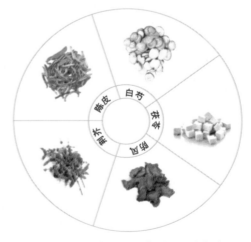

水煎服十剂，则皮肤之裂自愈，而足肿亦消矣。

◇ 治胃中有蛇神方

患者胃部不时作痛，饥时更甚，

尤畏大寒，日日作楚。治用：

大蒜三两

捣汁灌之，则患者忽吐蛇一条而愈。长凡三尺有奇。

◇ 治头大如斗神方

是由痰郁所致，患者头面忽肿如斗大，视人小如二寸许。饮食不思，呻吟欲睡。治用：

瓜蒂、赤小豆各一两

共捣末，取一钱匕。别以香豉一合，热汤七合，煮作稀粥，去滓取汁，和散温顿服令吐。一剂而头目之肿消，再剂而见人如故。后用：

人参、白术、茯苓各三钱，甘草一钱，陈皮五分，半夏三钱

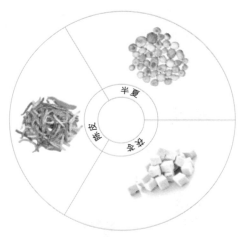

水煎服二剂自愈。

◇ 治胸中有虫神方

本症因食鲤而得，患者中心闷甚，饮食不能。宜用：

半夏、甘草、人参各三钱，瓜蒂七枚，黄连、陈皮各一钱

水煎温顿服，立时当吐虫数升，其头面皆赤，尾如鱼子。

此即华先生治广陵太守陈登之方，陈曾患此症，先生为治愈后，坚嘱令断绝酒色，始可长愈，否则二年后，必病饱满而死。登不能听，三年果如华先生言。（孙思邈注）

◇ 治耳内长肉神方

是由肾火腾烧于耳所致，患者耳内，忽长肉一条，赤色如带，手不可近。治用：

硼砂、龙脑各一分

研和点之，立化为水，后再多服补益之剂，调治之，自愈。

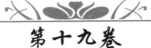

第十九卷
华佗制炼诸药神方

◇ 炼元明粉秘法

元明粉最能降火化痰，清利脏腑，危症服之可瘳，狂躁用之即愈。炼法宜于冬至后取净朴硝十斤，以水一斗五升，白萝卜五斤，同硝入锅内煮化。俟沸足，捞去萝卜，乃以绵纸二层，摊竹丝箕内，乘热过滤。将其汁置露天中三日，其硝即逐渐凝结，沥去余水，干之。将硝取下，再用砂锅倾炭炉上，将硝一碗，化开煎沸，以铜匙铲搅，将成凝结时，铲入小鱼酢罐内，上空寸许，再下硝炼，如此已毕。每一罐下以三钉如品字形，钉入地中，上留半寸在外，将罐浮顿钉头上，以瓦覆口，周遭以砖砌成百眼炉，围绕离罐寸许，以着火之炭，安入炉内，四围及顶火、底火，须同时相护，俟罐硝红为度。次日将罐取出，预以绵纸平铺洁净阴地上，将硝自罐中倾出碾细，以绢筛于绵纸上，厚约一钱。三日后其硝复活，色白如粉，轻虚成片。再以钵盛之，除去潮气，收藏候用。

◇ 炼硝石秘法

取洁净朴硝半斤，纳罐中，以炭火熔化，煎干、红，住火，冷定取出，即成硝石，收藏候用。

◇ 炼金顶砒秘法

以铅一斤，内小罐中，用炭火煨化。投白砒二两于烊化铅上，炼至烟尽为度。冷定，打开，其金顶砒即结于铅之面上，取下收藏候用。

◇ 取红铅秘法

红铅为女子第一次初至之天癸。凡女子二七而天癸至，是为阴中之真阳，气血之元禀。将行之前，两颊先若桃花之状，阳献阴藏，则半月之内必来。可预以白绵绸一尺五寸，洗净。常状如鱼眼，色红而明，光泽如珠；余经换绸兜取。阴干浸于上白童便内，片时后，其经自然脱下，聚置瓷盆，阴干听用。如次经以后，但未破身者，俱可聚取。阴干于瓷盆升炼之，色如紫霜。本品之第一次至者，为接命至宝。服法以陈酒和下。超时即昏醉不醒，饮以人乳，日后自苏。服后如能屏绝房事，得延寿一纪。其第二次以后之经水，如合入二元丹，用人乳服之，亦能接命延年，祛除百病。次方异常神秘，不宜轻泄。

◇ 取金汁秘法

本品之主治功用，如救中砒毒、河豚毒，皆极神效。又如伤寒阳毒发狂，疔疮瘰症，毒气入内，烦躁口渴，脉大有力等症，皆可治之。取法以大毛竹一连二节，用刀削去外青一半，以是即金汁。瓷罐收贮候用。

◇ 取蟾酥秘法

凡蟾不拘大小，莫不有酥。取法可用宽幅铜镊，钳蟾之眉棱高肉上微紧，旋即拔去。酥即凝于镊内，多则刮下，阴干之。其已经取过之蟾，避风二日后，仍送草园中，自不致伤害其生。

◇ 制附子秘法

择附子之大者，以童便渍淹三寸，每日换便，浸至夏三冬五，再换童便，煮尽二香为度。去皮脐，线穿阴干，或日中曝之亦可，收藏候用。

◇ 种空青秘法

空青为点眼神药，天产者极不易得，今以人工种之，其效与天产者不殊。方用：

朴硝半钱，白蒺藜、龙胆草各一分，仙灵脾叶、旋覆花各一钱

共为末，以黄泥一块如拳大，同药和匀，水调似软饭，作成土饼。用太平钱五枚，按五方排定，于光面书金、木、水、火、土五字，所写字向下，钱字向上，随五方安之。用硇砂如豆大，每钱安四块，在四字孔鳞中，须要干黄土上，顺着土饼，覆以新砂盆，又将燥黄土覆盆，冬月十日，夏月五日，取出。于钱上摘取下，细研入药，不可老，亦不可嫩，须得中也。

◇ 炼钟乳秘法

本品能强阴益阳，通百节，利九窍，补虚劳，下乳汁，服之令人阳气暴充，饮食倍进，形体壮盛。选择法不问厚薄，但令颜色明净光泽者，即堪入炼。惟黄赤二色者不堪用。炼时置一斤于金银器中，则以大铛着置乳器于其中，令没，煮之常令如鱼眼沸，水减更添。若薄乳，三日三夜；若雁齿及浓肥乳管，七日七夜。俟乳色变黄白，即熟，如疑生更煮，满十日为佳。煮讫出金银器，其铛内水尽黄浊，弃之，勿令人服。更着清水还纳上件乳器，煮之半日许，出之，其水犹清，不变即止，乳无毒矣。

◇ 研钟乳秘法

取所炼钟乳，于瓷器中用玉槌捣令碎，着水研之，水尽更添，常令如稀泔。上乳细者皆浮在上，粗者沉在下，复绕槌研之易碎，满五日状如乳汁，至七八日其乳放白光，非常可爱。取少许置臂上试之，状如检书中白鱼滑，自然白光出，便以浇之，不随水落，便熟。若得水而落者便生。更须研之，以不落为度。熟已澄取曝干，丸散任意服之。

中医经典华佗神方

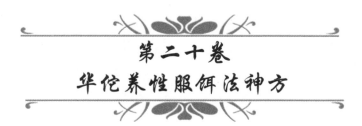

第二十卷
华佗养性服饵法神方

◇ 茯苓酥神方

本品主除万病，久服能延年。制法：

取上品茯苓，连皮干蒸，取出以汤淋之，俟色白味甘为度。曝干捣筛，得三斗。取陈酒一石，蜜一斗，和茯苓末。入容一石五斗之瓮中，熟搅之百遍，密封勿令泄气。冬日五十日，夏日二十一日，其酥即浮于酒上，接取酥饮之，味甘美如甘露。亦可作饼，大如掌，空屋中阴干。服一饼，能终日不饥。

◇ 杏仁酥神方

本品主治万病，除诸风虚劳及感冷。制法：

取味极甘香之家杏仁一石（切忌用山杏仁，因有大毒能杀人也）。须择其颗粒完全者，去皮尖微炒，捣作细末。取美酒两石，研杏仁取汁，得一石五斗，再以蜜一斗，拌杏仁汁，煎令极浓，与乳相似。纳两石瓮中搅之，密封泥，勿令泄气。与上茯苓酥同法。三十日看之，酒上出酥，接取酥，纳瓷器中封之。取酥下酒，别封之。团其药如梨大，置空屋中干之。

服之令人断谷。

◇ 地黄酒酥神方

本品能令人发白更黑，齿落重生，脑髓满实，还年却老，行及奔马，久服令人有子。制用：

粗肥地黄十石，切捣取汁三石，麻子一石，捣作末，以地黄汁研取汁二石七斗，杏仁一石，去皮尖，两仁者佳，捣作末。以麻子汁研取汁二石五斗，乃以曲末三斗，浸入地黄等汁中七日。以米三石，分作三次投下，凡阅三日一投。如酿酒法，熟后密封三七日，其酥在酒中色黄如金，以物接取，可得九升，然后取酒封之。服法宜先食糟，糟尽乃服酒及酥，每服酒一升，酥一匙，乘温服之。

◇ 杏子丹神方

本品久服，可避谷。制用：

上粳米三斗，淘净沙炒作饭，曝干捣筛。杏仁三斗，须择取二仁者，去皮尖曝干，捣碎，以水五斗，研取汁，味尽乃止。上二味先煎杏仁汁，令如稀面糊，置铜器内。粳米如稀粥，煎以糠火，自旦至夕，搅勿停手，候水气尽，则出之，阴干纸贮。

用时以暖汤二升，纳药如鸡子大，置于汤中，停一炊久，任意取食。

◇ 天冬丸神方

凡天冬苗作蔓有钩刺者是。采得后当以酢浆水煮之使湿，去心皮曝干，捣筛，以水蜜中半和之，仍更曝干，又捣末，水蜜中半和之，更曝干。每取一丸含之，有津液辄咽之，常含勿绝，行亦含之，久久自可绝谷，禁一切食，仅能食大麦。

◇ 云母丸神方

云母粉、石钟乳（炼）、白石英、肉苁蓉、石膏、天冬（去心）、人参、续断、菖蒲、菌桂、泽泻、秦艽、紫芝、五加皮、鹿茸、地肤子、薯蓣、石斛、杜仲（炙）、桑寄生、细辛、干地黄、荆花、柏叶、赤箭、酸枣仁、五味子、牛膝、菊花、远志（去心）、萆薢、茜根、巴戟天、赤石脂、地黄花、枸杞子、桑螵蛸、茯

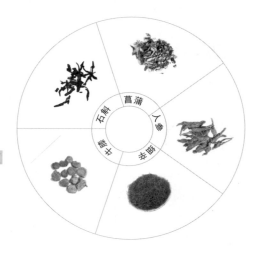

苓、庵子，天雄（炮去皮）、山茱萸、白术、菟丝子、松实、黄芪、麦冬（去心）、柏子仁、荠子、冬瓜子、蛇床子、决明子、菥蓂子、车前子

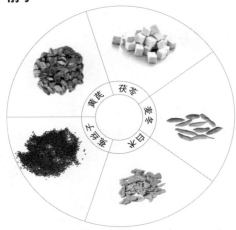

上各等份捣筛，蜜丸如梧子大。先服十丸，渐至二十丸，日三。当勤相续，不得废缺，百日始满。久服延年益寿，强身健体，聪强耳目，流通营卫，补养五脏，调和六腑颜色，充壮，不知衰老。

◇ 松脂神方

松脂五斤，灰水煮三十遍，浆水煮三十遍，清水煮三十遍；茯苓五斤，灰水煮十遍，浆水煮十遍，清水煮十遍；生天冬去心皮，曝干，捣作末；真牛酥三斤，炼十三遍；白蜜三斤，煎令沫尽；蜡三斤，炼三十遍

上捣筛以铜器重汤上，先纳酥，次下蜡，次下蜜，候消讫，乃下诸药。急搅之勿住手，务令极匀。内瓷

器中密封，勿令泄气。欲服之宜于先一日不食，至翌日进美食，令大饱。然后绝食，即服二两，二十日服四两。又二十日后服八两。

◇ 轻身神方

茯苓、桂心

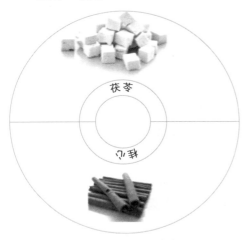

茯苓

桂心

上二味等份为末，炼蜜和酒，服如鸡子黄许大，一日三丸，一日服三次。

◇ 不老延年神方

雷丸、防风、柏子仁

上三味，等份为末，酒服方寸匕，日三。六十以上人亦可服二匙。久服延年益精补脑。未六十太盛，勿服。

◇ 菖蒲膏神方

本品主治癥癖、咳逆、上气、痔漏等病，最良。久服能延年益寿，耳目聪明，智能日增。并令人肤体充肥，光泽腴润，发白更黑，身轻目敏，行走如风，填骨髓，益精气。服一剂，寿百岁。

制法：于二月八日采取肥实白色节间可容指之菖蒲，阴干去毛。择吉日捣筛，以一两为一剂。以药四分，蜜一分半，酥和如稠糜柔弱，令极匀，纳瓷器中，密封口，埋谷聚中一百日。欲服此药，宜先服泻剂，或吐剂，候吐痢讫，取王相日（农历每月初二、初三、初五、二十为王相日）平旦，空腹服一两，含而咽之，有力能渐消，加至三二两。服药至辰巳间，药消讫，可食粳米乳糜，更不得食他物。

若渴可饮热汤少许。日一服，一生忌羊肉、熟葵。

◇ 耆婆汤神方

本剂主治大虚，冷风，羸弱无颜色。制用：

酥（炼）、白蜜（炼）、油、豉各一斤，生姜一合七，薤白三握（炙令黄），酒二升，椒一合，橙叶一握（炙令黄），胡麻仁、糖各一升

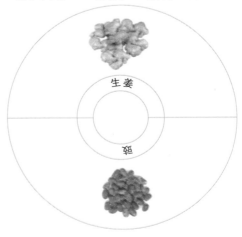

生姜

豉

上先以酒渍豉一宿，去滓，内糖蜜油酥于铜器中煮沸，令匀。次纳薤姜煮令熟，次纳椒橙叶、胡麻煮数沸，取出纳瓷器中密封。空腹吞一合，如人行十里，更一服，冷者加椒。

◇ 牛乳汤神方

牛乳三升，荜茇半两为末

上二味置铜器中，取水三升，和乳合煎，空腹顿服，日三服，七日除。本剂能除一切气，慎面、猪、鱼、鸡、蒜、生冷。

◇ 猪肚煎神方

本品补虚羸乏气力。制用：

肥大猪肚一具，人参五两，椒一两，干姜一两半，葱白七两（细切），粳米半升（熟煮）

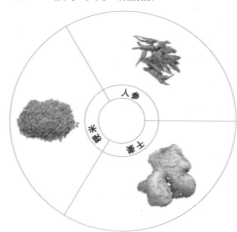

上五味和匀，纳猪肚中，缝合勿令泄气。以水一斗半，微火煮令烂熟，空腹食之，兼少与饮，一顿令尽。服四五剂神效。

◇ 羊头蹄煎神方

本品主治五劳七伤虚损。制用：

白羊头蹄一具

草火烧令黄赤。先以水煮半熟。再用：

胡椒、荜茇、干姜各一两，葱白、香豉一升

纳之更煮令大烂，去骨空腹任性食之。日食一具，满七具止。禁生冷、铅丹、瓜果、肥腻、白酒、大蒜、一切畜血等七日。

◇ 大黄丸神方

主治虚劳百病。制用：

黄芪、柏子仁、天冬（去心）、白术、干地黄、远志（去心）、泽泻、薯芋、甘草（炙）、人参、石斛、麦冬（去心）、牛膝、杜仲（炙）、薏苡仁、防风、茯苓、五味子、茯神、干姜、丹参、肉苁蓉、枸杞子、车前子、山茱萸、狗脊、萆薢、阿胶（炙）、巴戟天、菟丝子、覆盆子

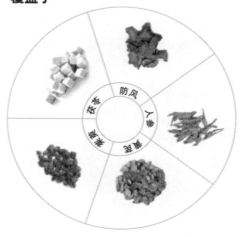

上各一两，捣筛，蜜和丸，酒下十丸，日稍加至四十丸。性冷者加干姜、桂心、细辛各二两，去车前子、麦冬、泽泻；健忘者加远志、菖蒲各二两；患风者加防风、独活、川芎各二两；老人加牛膝、杜仲、萆薢、狗脊、石斛、鹿茸、白马茎各二两。无问长幼，常服勿绝。百日以内，慎忌饮食，切禁生冷、油腻、鸡、鱼等。

◇ 柏子仁丸神方

本剂久服，能强记不忘。制用：

柏子仁五两，蛇床子、菟丝子、覆盆子各半升，石斛、巴戟天各二两半，杜仲（炙）、茯苓、天冬（去心）、远志（去心）各三两，天雄（炮去皮）一两，续断、桂心各一两半，菖蒲、泽泻、薯蓣、人参、干地黄、山茱萸各二两，五味子五两，钟乳（炼成者）三两，肉苁蓉六两

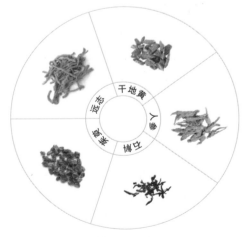

上捣筛，蜜和丸如桐子大。先服

二十丸，稍加至三十丸。先斋五日，乃服药。服后二十日后，齿垢消去，白如银；二十四日面悦泽；六十日瞳子黑白分明，尿无遗沥；八十日四肢遍润，白发复黑，腰背不痛；一百五十日，意气如少年。药尽一剂，药力同至，乃入房。

◇ 紫石英汤神方

主治心虚寒热百病，令人肥健。制用：

紫石英十两，白石脂、赤石脂、干姜各三十两

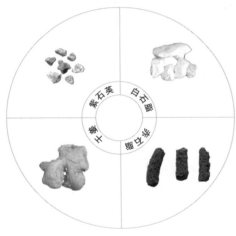

上先取十分之一，用微火煮之，分为四服，日三夜一。服药前勿宿食，服后午时乃食。日日根据前秤取服之，满四十日止，服讫即行，勿专事坐卧，须令药力遍身，百脉中行。若大冷者，春秋各四十丸，日服令疾退为止。惟服之过多，令人大热，即须服冷药压之。

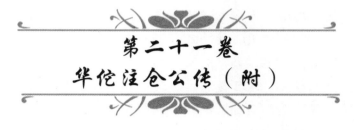

◇ 疽

齐侍御史成，自言病头痛，臣意诊其脉。告曰："君之病恶，不可言也。"即出，独告成弟昌曰："此病疽也，内发于肠胃之间，后五日当痈肿，后八日呕脓死，成之病，得之饮酒且内。"成即如期死。

成既疽发于肠胃，正可剖而洗之，不待其痈肿而呕脓也。虽热上熏阳明，烂流络，至于头痛，亦岂无药？况其时疽尚未成，痈尚未发，去其烂菌，自无后患。惜乎成之不遇也。（华佗注）

◇ 气膈

齐王中子诸婴儿小子病，召臣意诊，切其脉，告曰："气膈病，病使人烦懑，食不下，时呕沫，病得之少忧，数乞食饮。"臣意即为之作下气汤以饮之。一日气下，二日能食，三日即病愈。

此病主在心，周身热，宜养心，不得专下气。下气虽效，强制力耳。意之言曰："烦懑食不下，则络脉有过，络脉有过，则血上出，血上出者死，此悲心所生也。"既知心病而治

气，未免自相矛盾，且不惧其强制之后而有反抗力乎？世以香散下降治肝气，终至愈发剧，亦犹此耳。（注）

◇ 涌疝

齐郎中令循病，众医皆以为蹶中而刺之。臣意诊之，曰："涌疝也，令人不得前后溲。"循曰："不得前后溲三日矣。"臣意饮以火齐汤，一饮得前溲，再饮大溲，三饮而疾愈。

意之言曰："右口脉大而数，数者中下热而涌。"既知其热，投以火齐汤，以热攻热虽得法，若热加增，由中下而上涌将奈如？其得溲也，亦幸矣哉！（华佗注）

◇ 热病气

齐中御府长信，冬时为王使于楚。至莒县阳周水，而莒桥梁颇坏，信则揽车辕，未欲渡也，马惊，即堕信身入水中几死。吏即来救信，出之水中，衣尽濡，有间而身寒，已热如火。至此水气入腠理，针天柱骨可愈。

意不用针而用汤，幸汗出，否则必成紫云疯。若谓失治一时，即转为寒热。殆漠视耳。若根据脉法："热

病阴阳交者死。"则信万不致此，因信汗，肌能排泄水气，伏寒不致内陷也。（华佗注）

◇ 风瘅客脬

此难于大小便，溺赤。臣意饮以火齐汤，一饮即前后溲，再饮病已，溺如故。

意之言曰："脉大而躁，大者膀胱气也，躁者中有热而溺赤。"又切其太阴之口："湿热，风气也。"予尝以白蝴蝶花根煎汤饮见效。考意火齐汤，用附子、肉桂、大戟、大黄、汉防己、车前子、防风，此岂可常用，意何恃为绝技也哉？（华佗注）

◇ 肺消瘅（即肺气热）

山跗病，得之盛怒，而以接内。所以知山跗之病者，臣意切其脉，肺气热也。齐太医先诊山跗病，灸其足少阳脉口，而饮之半夏丸，病者即泄注，腹中虚。又灸其少阴脉，是坏肝刚极深，如是重损病者气；以故加寒热，所以后三日而狂者。肝一络连属，结络乳下阳明，故络绝。开阳明脉，阳明脉伤，即当狂走。后五日死者，肝与心相去五分，故曰五日尽，尽即死矣。

此先病肝，后痰肺，继之以灸，夏饮半夏燥烈品。然苟大补元气，如漆叶青黏散，非不可治。第须久服，缓不济急耳。（樊阿注）

» 樊阿（164～272），彭城人。樊阿曾经跟随华佗学医，擅长针灸并勇于探索。据说樊阿用华佗传授的"漆叶青黏散"制药技术而制药服用，活到一百多岁。

◇ 积瘕

瘕与癥异，癥坚而瘕软，癥以血为之，瘕以气为之也。齐中尉潘满如病，少腹痛，臣意切其脉，深小弱，其猝然浮合也，是脾气也。右脉口气至紧小，见瘕气也，后溲血死。

此若经吾师治，必不令其瘕之自溃溲血而死。意盖仅能诊脉决死生，而决不能治病也。脾去而人不致死，瘕破而肉不致痛，此理彼犹未知耳。（樊阿注）

回风（又名内风，俗名酒膈）

阳虚侯相赵章，病得之酒。众医皆以为寒中，臣意诊其脉，曰："回风。"回风者，饮食下嗌而辄出不留，法曰："五日死。"而后十日乃死。因其人嗜粥，中脏实，故过期。师言："安谷者过期，不安谷者不及期。"

此若翻胃，可用桑（即桑枝拳曲处）煎汤服，或服葛花。若吾则以针刺胸背，散其酒气，内风自平。（樊阿注）

◇ 风蹶

济北王病，得之汗出伏地。臣意切其脉时，风气也。阳气尽行而阴气入，阴气入张，则寒气上而热气下，故胸满。即为药酒，尽三石，病已。

药酒尽三石，阿信用之坚。如不饮酒，则此风终不愈矣。可知医虽良，须病者服从耳。或实有可治之质耳。（樊阿注）

◇ **气疝**

齐北宫司空命妇，疝气客膀胱，虽于前后溲而溺赤，病见寒气则遗溺。众医皆以为风入中，病主在肺，刺其足少阳脉。臣意谓腹之所以肿者，厥阴之络结小腹也。厥阴有过则脉结动，动则腹肿，臣意即灸其厥阴之脉。左右各一所，即不遗溺而溲清，小腹痛止。即更为火齐汤以饮之，三日而疝气散，即愈。

意治病，纯用火齐汤，所谓得意佳作也。不知此病之愈，得力在灸，以厥阴病，灸厥阴脉，一灸而络舒。吾之攻灸，有鉴于斯。（樊阿注）

◇ **热蹶**

济北王阿母，自言足热而懑。臣意告曰："热蹶也。"则刺其足心各三所（即三壮也）。按之无出血，病旋已。

病得之饮酒大醉也。大醉者，至于四肢发风斑，或腹下脓疮累累。若用泻剂，中气愈虚，长热不退。刺其足心，以泄内热，诚捷诀也。予愿师事之。（樊阿注）

◇ **呕血**

济北王女子竖，奉剑从王之厕。

王去，竖后，王令人召之，即仆于厕，呕血死。病得之流汗，流汗者同法。（法当春呕血死也）

病内重，毛发色泽、脉不衰。脾可割可补，故脾虽伤而毛发色泽脉不衰。惟大忌呕血，大忌流汗。医遇此症，贸然进药者多矣。吾愿举是以晓之。（樊阿注）

◇ **龋齿（一名蛀齿，缺朽也）**

齐中大夫病龋齿。臣意灸其左阳明脉，即为苦参汤，日漱三升，出入五六日，病已。得之风及卧开口，食而不漱。

食后宜漱口，为保齿秘诀。况卧时受风，风将内袭，即醒而咀嚼，使风聚而不散，齿故先病，至于缺朽。苦参子涩敛，漱之用风解而齿固，此牙科丹方之一也。（樊阿注）

◇ **通乳**

川王美人，怀子而不乳。召臣意，臣意往。饮以莨菪药一撮，以酒饮之，旋乳。臣意复诊其脉而脉躁，躁者有余病，即饮以硝石（芒硝、石膏），一剂出（便也）血，血如豆，比五六枚（莨菪今无买，可用穿甲代之）。

肠胃内燥，血气不流行，是以无乳。饮以硝石，则热降而燥润，瘀去而新生矣。医生多治标而不知治本，如治无乳，则仅通乳而已，必罔顾其余病。若治至出血，病家且将大咎医

生。由是医生多用酬方，有宿疾者，永不可去。中国医途，可见一斑矣。（樊阿注）

◇ **伤脾气**

齐丞相舍人奴，病得之流汗数出，灸于火而以出，见大风也望之杀。然黄黄者土气也，土不胜木。当至春，隔塞不通，不能食饮，法至夏，泄血死。众医以为大虫，不知其伤脾气也。

医不能望色，即不能辨症，自并生死不能决矣。若再诀治，势必加剧。若此症众医以为大虫，必投泻药化虫药无疑，故成伤脾。否则流汗见风，病在皮孔，何以伤及脾气哉？且伤脾不比伤肺伤肝，况当能食，治之尤易。乃知其病而无方，则亦何贵乎有名医。不惟舍人不幸，当时病者亦皆不幸也。（樊阿注）

◇ **蹶上为重**

川王病，得之沐发未干而卧，蹶上为重，头痛身热，使人烦懑。臣意即以寒水拊其头，刺足阳明脉，左右各三所，痛渐已。

寒水有反激力足以使热从上出。针刺有温泻力，足以使风从下泄。下泄则心懑除，上出则头痛止，不用汤药，盖亦可治病也。（樊阿注）

◇ **腰脊痛**

宋建弄石不能起，即复置之，暮腰脊痛，不得溺。臣意见其色，太阳色干，肾部上及腰以下，枯四分所，故以往四五日，知其发也。臣意即为柔汤服之，十八日所而痛愈。又曰：不亟治，痛即入濡肾，及其未舍（居也）五脏，急治之。病方今客濡肾（即肾外膜濡湿处也），此所谓肾痹也。

柔汤即阳和汤，流畅血脉，化滞去瘀，此汤肆中人皆知，何经十八日始愈？因阳数止于九，九九相生，则阳复矣。吾谓吾师有胆，仓公有识。（樊阿注）

◇ **月事不下**

济北王侍者韩女病，腰背痛寒热。众医皆以为寒热也，诊其脉时切之肾脉也，啬而不属，故月事不下，肝脉弦，出左口，此由欲男子而不可得也。即窜以药，旋下痛已。

吾师有四物女宛丸，专治女病。意药当不外此。可笑众医以此症为寒热，吾不知其用常山、柴胡、草果仁乎？抑同鳖甲、龟胶乎？（樊阿注）

◇ **蛲瘕**

临菑氾里女子薄吾，病蛲瘕。蛲瘕为病，腹大，上肤黄粗，循之戚戚然（动貌）。臣意饮以芫花一撮，即出蛲可数升，病已，三十日如故。病蛲得之于寒湿，寒湿气宛笃不发。化为虫，其色泽者，中脏无邪气及重病也。

凡寒湿虽居阴，亦喜外出。蛲成

于寒湿，其性亦然。故遇芫花引吐而大出，众医以此病为寒热笃，当死不治，可笑也夫。（樊阿注）

◇ 饱食疾走

齐淳于司马食马肝，食饱甚，见酒来，即走去，驱疾，至舍即泄数十出。臣意告曰："为火齐米斗饮之，七八日而当愈。"

饱食疾走，震动肠胃失其分泌，故泄数十。以火齐化其积滞（见上），以米汁润其谷道，经七日一来复，自能愈矣。或谓米汁可治回风，回风之状，饮食嗢辄后之（即泄也）（见上）。此方勿轻视，因试见效也。（樊阿注）

◇ 伤肺溲血

齐中郎破石，病得之堕马僵石上，肺伤不治。其人嗜黍，黍主肺，故不及期死。诊脉法曰："病喜养阴处者顺死，喜养阳处者血死。"其人喜自静，不躁，又久安坐，伏几而寐，故血不泄。

伤肺者必吐血，彼独溲血，自由静也。凡病肺最难治，吾师虽能割腹，不能剪肺，故肺伤者必不治。人言白及可补肺，可补痈痿之肺耳，非补堕伤者也。仓公不以汤药着，于病理脉理独详耳。（樊阿注）

◇ 中热

齐王侍医遂（名也），中热，论曰："中热不溲者，不可服五石（石性重腻，服之增闷），石之为药精悍，公服之不得数溲（便闭也）亟勿服，色将发痈。"遂曰："扁鹊曰：'阴石以治阴病，阳石以治阳病也。'夫药石者有阴阳水火之剂，故中热，即为阴石柔齐治之；中寒，即为阳石刚齐治之。"意谓："扁鹊虽言若是，然必审诊起度量，立规矩，称权衡，合色脉表里有余不足，顺逆之法，参其人动静与息相应，乃可以论。"论曰："阳疾处内，阴形应外者，不加悍药及镵石。"诊法曰："二阴应外，一阳接内者，不可以刚药。刚药入则动阳，阴病益衰，阳邪益着，邪气流行为重困，于愈忿发为疽。"意告之后，百余日，果为疽，发乳上，入缺盆死。

此请用药石者鉴。（樊阿注）

◇ 胁下大如覆杯

阳虚候，时（名也）病得之内，众医皆以为蹷。臣意诊脉以为痹。根在右胁下大如覆杯，令人喘逆气，不能食。臣意即以火齐粥，且饮六日，气下，即令更服丸药。出入六日，病已。予治一人腹下坚痞，大如覆杯，不痛肿，惟气逆，病得之暮年纳外家。投以黄芪、熟地黄、党参，气下痞消即此类也。（樊阿注）

◇ 沓风

成开方病，得之数饮酒以见大风气，苦沓风三岁，四肢不能自开，使

中医经典华佗神方

人喑，喑即死。酒后受大风，渐入于内，发热口燥，至四肢不能用，经络病矣。至于失音，肺气绝矣。酒有发酵力，最伤脑与肺，观此沓风，当知所戒。（樊阿注）

◇ 牡疝

项处病牡疝，牡疝在膈下，上连肺，病得之内（即上腹下坚痞大如覆杯是也）。臣意谓之："慎毋为劳力事，为劳力事则必呕血死。"处后蹴踘，腰蹶寒，汗出多即呕血死。牡疝之成，由肾气虚，劳力则汗出，肺气不能制，因呕血。凡成横疝者，亦牡疝之类也。第地位较牡疝又为下耳。戒之在色，人何忽诸。（樊阿注）

◇ 喘

文王病喘，头痛，目不明。臣意心论之：以为非病也，以为肥而蓄精，身体不得摇，骨肉不相任，故喘。不当医治。脉法曰："年二十，脉气当趋；年三十，当疾步；年四十，当安坐；年五十，当安卧；年六十以上气当大董。"文王年未满二十，方脉气之趋也而徐之。不应天道四时。后闻医灸之，即笃。此论病之过也。臣意论之：以为神气争而邪气入，非年少所能复之也，以故死。所谓气者，当调饮食，择宴日，车步广志，以适筋骨肉血脉，以泻气。故年二十，是谓"易"。法不当砭灸，砭灸至气逐。

头痛目不明，湿重可知，阴虚亦可知。湿重之人，大可砭灸，惟阴虚则不可灸，况又病喘，灸固不宜。若以年龄拘，则世有下胎而灸，婴得不免者，将何说哉？（樊阿注）

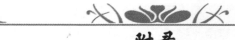

附录
古今计量单位对照与换算

◇ 一、重量单位对照表

1厘：约等于0.03125克。

1分：约等于10厘（0.3125克）。

1钱：约等于10分（3.125克）。

1两：约等于10钱（31.25克）。

1斤：约等于16两（500克）。

◇ 二、古代医家用药剂量对照表

1方寸匕：约等于2.74毫升，或金石类药末约2克；草本类药末约1克。

1钱匕：约等于5分6厘，或2克强。

1刀圭：约等于1方寸匕的1/10。

1撮：约等于4圭。

1勺：约等于10撮。

1合：约等于10勺。

1升：约等于10合。

1斗：约等于10升。

1斛：约等于5斗。

1石：约等于2斛或10斗。

1铢：一两等于24铢。

1枚：以体积较大者为标准计算。

1束：以拳头尽量握足，去掉多余部分为标准计算。

1片：以1钱的重量作为1片计算。

1茶匙：约等于4毫升。

1汤匙：约等于15毫升。

1茶杯：约等于120毫升。

1饭碗：约等于240毫升。

◇ 三、古今计量单位的换算

朝代	古一斤合今克
周	228.86
秦	258.24
西汉	258.24
新莽	222.73
东汉	222.73
魏	222.73
西晋	222.73
东晋	222.73
南齐	334.10
梁陈	222.73
北魏	222.73
北周	250.56
隋	668.19
唐	596.82
五代	596.82
宋	596.82
元	596.82
明	596.82
清	596.82

中医经典华佗神方